JN045854

Precision immunology on cancer

一歩先の医学

がん治療 新時代の指針

ネオアンチゲン、ゲノム解析、免疫チェックポイント

がんのプレシジョン（最適化治療）免疫学　改訂版

医学博士・医師 星野 泰三【著】

Astron Institute 所長 吉田 朋子【共著】

最適化ネオアンチゲン・ゲノム検査……個別治療の時代がやってきた●はじめに

本書は、個別化したがん治療を解説した『がんのプレシジョン免疫学』（東邦出版）をベースに、『ゲノム時代のがん治療』（青月社）、私が週刊新潮で連載しています『動きだしたがん治療』の内容もプラスしたものです。

70年前まではがんよりもむしろ結核のほうが恐れられた病気でしたが、ペニシリンやBCGワクチンの登場により予防や治癒が可能になりました。最近では、免疫新薬の登場により進行中、再発、転移したがんでも克服できる時代へと近づいています。

肝要なのは、免疫解析やゲノム解析をはじめとした諸検査を行い、その結果で患者さんごとの課題克服法を見出すことです。つまり最適化した治療のプログラムを事前に構築し、効果と副作用をコントロールすれば、がん医療も希望が持てる時代になりつつあるのです。

まず、がん戦略用のワクチンにはオンコアンチゲンによるものとネオアンチゲンによるものがあります。オンコアンチゲンは同じがん種に共通するがん関係性遺伝子に由来するもので、普遍的であり、効果もマイルドで長期的維持治療やがん予防に適しています。

また、同じがん種でかつ同じがん関係性遺伝子であっても患者さんごとに遺伝子の配列に少し差異があり、その差異に由来するものがネオアンチゲンです。これは個別的であり、患者さんごとに作製するプライベートなワクチンになります。その効果や反応は強く速いことがあり、治療用ワクチンとして適している反面、使用法に注意が必要です。

オンコアンチゲンは血液によるリキッドバイオプシーでも同定でき、発見しやすい分、免疫原性が低く反応は緩徐です。一方、ネオアンチゲンは生検サンプルや手術標本が必要で、発見が難しい反面、免疫原性が高く反応は強固です。

こうしたネオアンチゲンの発見や治療に適したワクチンの作製は、近年の技術革新によって可能となりました。一つは、コンピューターの解析能力の飛躍的進歩によるもので、莫大なゲノム情報から短期間に遺伝子配列の差異を見出すこと、もう一つは、その結果をワクチンとして合成できる機器の開発です。

問題点としては、ネオアンチゲンによるワクチンは安定性が弱いため、現段階では樹状細胞にワクチンを取り込み、構造を維持することが良い方法と考えられています。

そして、ネオアンチゲンを取り込んだ樹状細胞は体内でがん特異的キラーT細胞（ＣＴＬ）を量産するようになります。この過程でＣＴＬを効果的に誘導するために補助刺激剤（アジュバント）が必要になります。現在多種のアジュバントが開発されているため、ネオアンチゲンを有効に活用し、がんと闘うＣＴＬを量産することが可能です。

ここでもう一つ問題になるのは、がんによる反撃です。ＣＴＬの持つ免疫のブレーキの役割をする分子をがんが刺激して、自身への攻撃を停止させようとすることが多々あります。このような場合には、免疫新薬を用いて、ブレーキを解除すると速やかにＣＴＬが働きはじめます。要するに、生検サンプルや手術標本で得たネオアンチゲンからワクチンを作製し、樹状細胞やアジュバントの併用とともに適正な免疫新薬を使えば、がんを抑制する可能性は飛躍的に進歩すると考えます。

次にがん治療にもゲノム解析が取り入れられる時代がやってきました。すでに標準化されたがん治療から患者個人の特性に合わせた個別化治療の時代を迎えています。

画一的であれば個人の特性は考慮されないのでその効果も平坦であり、副作用は強いことが過去の歴史に照らし合わせれば明白な事実です。

ゲノム解析によって個人の特性に合わせることで、よりシャープな効果を達成するばかりか、体質にも合わせることで副作用も軽減することが可能です。このような利点を治療前に予測することもできます。こういったテーラーメード性の高い治療が可能になった理由はスーパーコンピュータ開発とＡＩ技術の進歩によります。

抗がん剤と免疫治療では長期的な作用や将来的な展望が全く異なります。抗がん剤は強いがん抑制作用がある反面、持続効果が短いことが多く見受けられます。

一方、免疫新薬をはじめとする免疫治療は効き目が早い場合、あるいは緩やかな場合があります。そのいずれのケースでも、免疫治療は抗がん剤と異なり、長期的な持続性が期待できます。この持続効果をLong tail（長い尾っぽ）といいます。これが抗がん剤と将来的展望という点で大きく異なるところです。

また、抗がん剤が正常細胞を害して体調不良を招くのに対し、免疫新薬を含む免疫治療は抵抗力が増す、すなわち体が強くなる治療なので、ＱＯＬ（生活の質）が改善され社会生活復帰の良い推進力になります。Long tailと一口にいってもがんとの長期的共生関係から完治まであります。この完治を目指すには強固ながん細胞と接着し、ワクチンによってシャープにがんを突き刺すキラーT細胞を作らなければなりません。これをＣＴＬ（特異的リンパ球）誘導といいます。これが体の中で生まれて定着するととても強い抗がん作用が発揮され、しかも完治としてのLong tail（長期の持続効果）を成し遂げることが可能となります。このＣＴＬ誘導には体の中で自ら作る方法と人為的に体外で作る（培養する）方法との2種類あります。状況により臨機応変に対応すれば良いと思います。話を戻しますと、共生にせよ完治にせよ免疫治療により、ＣＴ検査など臨床上でがん抑制作用が認められる状況ができると成功といえます。免疫新薬の登場によって、元気にイキイキと社会生活を送ることが可能な時代となりました。

あと免疫治療の可能性を広げる陽子線治療にについても触れておきます。陽子線治療は放射線治療法の一つです。従来の放射線治療の場合、体表面に強く当たり、深いところでは弱くなるのに対し、陽子線の場合は、深いところに最大のエネルギーであるピークを作ることができます（ブラッグピーク）。

そのため従来の放射線では正常細胞にも影響するのですが、陽子線ではピークの位置をがんの形や位置に合わせて照射するので、正常組織の障害を減らしながら大きながんにも強い放射線を照射することが可能です。体の機能や形態を守り、副作用を軽減した局所治療といえます。

もちろん、すべてのがんが陽子線で治療できるわけではありません。がんの部位や大きさ、進行状態により、向いているがんと向いていないがんがあります。最近では陽子線治療と抗がん剤治療・手術との併用から免疫治療との併用まで治療の可能性が広がっています。

さらに、陽子線治療は狙ったがんだけを局所的に消去することが第一の目的ですが、実は全身的な波及効果もあります。それは「アブスコパル効果」といい、陽子線により破壊されたがん細胞から天然のがんワクチンが血液中に拡散し、次いでがんを攻撃するリンパ球が生まれます。

さらに、このアブスコパル効果の働きは陽子線によるＩＣＤ（免疫原性細胞死）という現象により説明されています。細胞死したがん細胞からがんワクチンとしてのがん抗原と免疫強化物質ＨＭＧＢ－１などが複合的にワクチンとして樹状細胞に働きかけ、がん特異的リンパ球を体の隅々へと運んでくれます。ワクチン効果は血液やリンパの流れに乗り、全身を巡り転移したがんも攻撃します。つまり、がん局所を狙った陽子線の二次効果として全身のがん免疫に関わることが最近注目されています。しかし、このような全身的効果を発揮するには、免疫状態が良好でなければなりません。しばしば、進行したがんでは免疫にブレーキがかかり、免疫状態が弱いことが多く見受けられます。そこで、最近注目の免疫新薬や樹状細胞治療とのコンビネーションが試みられています。そのためには、まず全身の免疫力を血液検査により解析し、最適な免疫新薬の組み合わせと樹状細胞などの補助療法を計画し、そのうえで陽子線治療のタイミングや運用法を考慮すれば最大限の臨床効果を発揮できると考えられます。つまり、一番問題となる所に陽子線を照射し、そのワクチン効果を上手く利用しながら全身的な免疫治療を適切に組み合わせることだと思います。

第1章　プレシジョン・ステップ①

最適化の前にまず知っておくこと

第2章　プレシジョン・ステップ②

がんを知り、がんを駆逐する戦略

第5章　プレシジョン免疫治療の成果

ある朝、がんがすっきり消えていた

本文イラスト▼梅本 昇（ベースマン）

第1章 プレシジョン・ステップ①

最適化の前にまず知っておくこと

①樹状細胞の元気を回復する

樹状細胞は免疫システムの要

私たちの体には、免疫を担当する専門の細胞がいて、外部から侵入してきた細菌やウイルスなどの病原体や、がん化した細胞などを発見すると、それらを異物とみなして攻撃し、排除します。

このとき、免疫細胞たちはそれぞれの役割を分担しながら、緻密な連携を図って働きます。例えば「がん細胞を見つけて、その情報を伝える者」、「がん細胞を攻撃する者」、「その攻撃に直接ゴーサインを出す者」などです。それはあたかも、よく訓練された正義のロボット軍団が、見事なフォーメーションで、敵をやっつけるかのごとくです。私たちがちょっとやそっとのことで病気にならないのは、この免疫細胞たちの働きによるものなのです。

この免疫システムという軍団の中にあって「要」となる細胞が「樹状細胞」です。

樹状細胞は、1973年にアメリカのラルフ・スタインマン博士らによって、発見されました。そして、その38年後の2011年、スタインマン博士は『樹状細胞と獲得免疫におけるその役割の発見』で、ノーベル医学・生理学賞を受賞し、その後の免疫分野の発展に大きな影響を及ぼしました。

この樹状細胞は、白血球細胞の1種で、血液中を循環しながら移動し、組織に生着した際に、細い木の枝のような突起を進展させているのが特徴です。樹状細胞（*dendritic cell*）という名前は、その様子からつけられたものです。

また、樹状細胞は、体の中のあらゆる組織や器官に存在していて、その場所によって、以下のようないくつかの種類に分類されます。

・ランゲルハンス細胞／LC……表皮
・相互連結性（指状）嵌入細胞／ID……胸腺の髄質やリンパ節の副皮質
・ヴェール細胞／VC……輸入リンパ管
・真皮内樹状細胞／DDC……真皮
・骨髄系樹状細胞／MDC……全身に分布
・形質細胞様樹状細胞……全身に分布

ちなみに、ランゲルハンス細胞は1868年、ドイツのポール・ランゲルハンス博士によって発見されましたが、それが樹状細胞であると確認されたのは、前出のスタインマン博士の功績によるものです。

自然免疫と獲得免疫をリンクする役割

樹状細胞は木の枝のような突起をセンサーのように伸ばし「異変」をキャッチして、そこから「情報」を入手します。そして、次にその情報を整理して、中枢に伝える役目を担っています。

もう少し、詳しく説明しましょう。

免疫には、大きく分けて自然免疫（非特異的免疫）と獲得免疫（特異的免疫）があり、前者は体内に侵入した病原体や、発生したがん細胞などをいち早く発見し、初期攻撃を担う反応、後者は自然免疫に引き続いて誘導される免疫応答で、いわば自然免疫からの攻撃を逃れて生き延びたがん細胞や病原体をやっつける高度な攻撃部隊です。樹状細胞は、この自然免疫と獲得免疫をリンクする重要な役割を担っています。

【自然免疫と獲得免疫】

●自然免疫系

生まれつきもっている免疫系。補体系やＮＫ細胞、マクロファージ、顆粒球などからなる。

●獲得免疫系

いろいろな抗原に感染することで身につく免疫系。Ｔ細胞、Ｂ細胞、サイトカイン、抗体などからなる。

▼▲▼▲▼ がん情報の入手と提示する

さて、ここからは「がん」に絞ってお話ししていきますが、先発部隊（自然免疫）の中の樹状細胞は、高い貪食能力を持っていて、がん細胞の残骸等を食べることをもっぱらの仕事としています。そして、自分の細胞の中で消化してバラバラになったがん細胞の断片の中からがんの目印＝情報（抗原ペプチド）を手に入れます。

がんの目印を手に入れた樹状細胞は、今度は先鋭部隊（獲得免疫）の司令官として、その目印を司令センターに持っていき、Ｔ細胞に教えます。つまり、これが樹状細胞の最大の特徴である「抗原提示」といわれるものです。

以前は、抗原提示は、自然免疫のマクロファージという細胞が中心になって、その働きを担っていると考えられていましたが、今では、がんの目印をＴ細胞に教える役割は、ほとんど樹状細胞が担っていることがわかっています。

このように樹状細胞は、別な例えをするなら、単身派遣で、現地で何でもかんでも1人でやってしまうような有能な幹部社員です。

ただ、問題なのは「買収されやすい」、「環境に左右されやすい」といった弱点があることです。周りに悪者がいると、それに影響されて自分も悪の世界に足を踏み入れてしまうようなところがあるのです。

つまり、「栄養状態が悪い」、「がんの総重量が多い」、「転移している箇所が多い」などで、体が酸化していると、樹状細胞も酸化してしまい、本来の役割を果たせなくなるどころか、がんの味方に成り下がってしまうのです。しかし、還元されれば、また元の有能な社員として、その力を発揮します。ですから、樹状細胞治療を行うには、患者さんの栄養状態や免疫状態を調べて、樹状細胞が働きやすい環境づくりをすることも重要になってきます。

樹状細胞の仕事
お～い！
がん細胞が
来たぞ～！
樹状細胞
キラーT細胞
え！
ヘルパー
T細胞
樹状細胞はT細胞にがんの
情報を渡す（抗原提示）
樹状細胞の弱点
悪い環境（体が酸化した状態）に影響を受けやすい
なるなる
…
味方に
ならないか？

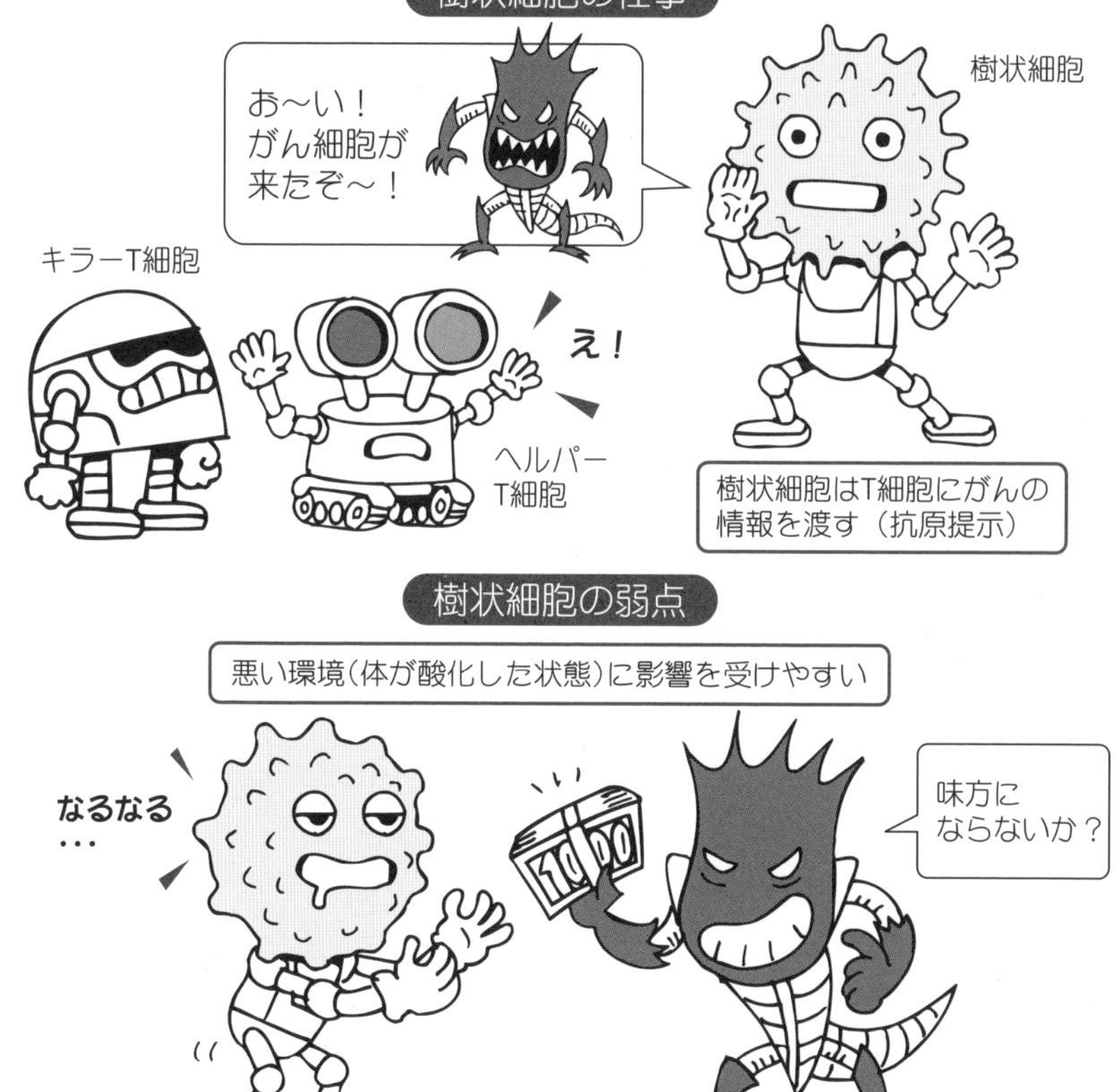

②リンパ節の異常は免疫が戦う準備に入ったことを意味する

リンパ節（腺）は道の駅

がんの目印（抗原ペプチド）を携えた樹状細胞は、その情報を伝えるため「リンパ節」に走ります。

私たちの体には、網の目のように張り巡らされたリンパ管があり、その中をリンパ液が流れています。リンパ節（リンパ腺）はそのリンパ管系の要所要所にある、ちょうど「道の駅」＝「中継基地」のような所で、その数は400～700個あり、半数が腹部に集中しています。

【主なリンパ節】

・後頭リンパ節
後頭部、頚部のリンパの集合場所

・耳介後リンパ節
耳介後面、頭頂部のリンパの集合場所

・耳下腺リンパ節
頭頂前部、耳介、外耳道、鼓膜、耳下腺のリンパの集合場所

・顎下リンパ節
顔面部、口腔のリンパの集合場所

・オトガイリンパ節
舌尖、下唇、オトガイ（下唇の下方）などのリンパの集合場所

・ウィルヒョウのリンパ節
左鎖骨上部にあるリンパ節（この腫れは胃がんの兆候として知られています）

・腋窩リンパ節
腋窩にある20～30個のリンパ節群

・気管支肺リンパ節
肺内のリンパの総称

・腸リンパ本幹

腹腔内のリンパの集合場所

・鼠径リンパ節

足の付け根の全面に集まる数十個のリンパ節

リンパ節の役割は「免疫」と「老廃物の処理」

リンパ節の役割は、大きくは「免疫」と「老廃物の処理」の2つで、前者では、免疫細胞たちの情報交換の場として、また戦闘の司令塔としての機能を果たしています。

イメージとしては、がん免疫の場合、A出張所に単身派遣で行っている樹状細胞がaという情報を中継基地にもってくる、B出張所の樹状細胞はbという情報をもってくる、C出張所の樹状細胞はcという情報をもってくる……というように、樹状細胞がいろいろな情報をもって入ってきたときに、それらの情報を分析して、その敵を攻撃するかどうかを即座に決定して、司令を出す場所がリンパ節です。

そして、戦闘のゴーサインが出されると、いよいよキラーT細胞が出動することになるのです。

フィルターとしての役割

一方で、リンパ節はリンパ（リンパ液）のフィルターとしての役目をしています。

体の細胞組織から、必要に応じてつくり出される液体＝リンパは、不要になった老廃物やたんぱく成分、あるいは病原体などを回収しながら、リンパ管を通ってゆっくりと移動します。このとき、リンパは必ずどこかのリンパ節を通って静脈につながり、血液に戻って心臓を介して全身を巡りますが、その中継基地であるリンパ節では、老廃物や細菌などの異物が濾過され、リンパは「きれいなリンパ」になります。そして、不要な老廃物は、腎臓でさらに濾過され、最終的には便や尿、汗などによって、体外に排出されることになるのです。

これが老廃物の処理ということです。

リンパ節は抗がん免疫の重要な基地

リンパ節は細網組織から構成されるリンパ洞とリンパ球が集まるリンパ小節から成っていますが、フィルターの役割を果たしているのは前者のリンパ洞で、不要物を網に引っ掛け捕まえて、それをリンパ球が食作用によって処理する（食べて殺す）のです。

このリンパのルートには、がん細胞が入ってくることもあります。このとき当然、リンパ節ではがん細胞をせき止めて殺そうとしますが、殺しきれない場合にはそのまがん細胞が増殖してしまうことがあります。つまり、これがリンパ節転移です。

このようにリンパ節には、老廃物や異物が全身に回ってしまう前にチェックし、さらに免疫応答を発動して食い止める検問所のような機能があります。

ですから、リンパ節の異常の多くは、異物の侵入、あるいはがんなどの異物の発生が起き、それに対して免疫細胞たちが戦闘態勢になったことを意味します。

カゼをひくと、リンパ節が腫れることがありますが、これもウイルスが侵入してきて、免疫細胞がウイルスと戦う態勢になっているからです。

また、リンパの流れが滞ると、余分な水分や老廃物、毒素が、体内に蓄積され、免疫機能や栄養素の取り込みも正しく行われなくなります。その結果、むくみ、痛み、こり、セルライト、疲労、体調不良など、さまざまな障害が現れることが知られています。健全なリンパの流れを回復させることは、体全体の免疫力を上げます。

一方、先述したように、リンパ節は抗がん免疫にとって、重要な基地です。

樹状細胞ががんの情報をこの基

地にもってくることで、抗がん免疫チームは戦闘モードに入り、精鋭部隊であるキラーT細胞が、がんに対して猛攻撃を行うことになるのです。

ただし、樹状細胞が収集したがんの目印の情報が、あまり良質でなかったり、基地がうまく機能していないと、攻撃は不可能となってしまいます。ですから、免疫細胞治療では、この「情報」が、とても重要になってきます。

リンパ節の役割
〈異物の処理〉
老廃物や異物を捕まえて
リンパ球が処理する
B情報を
持って
きたよ！
リンパ管
リンパ球
樹状細胞
リンパ管
A情報提供！
リンパ節
基地
攻撃部隊は
出動せよ！
〈免疫作用〉
樹状細胞からの情報を
分析し、攻撃するか
どうかの判断をする
キラーT細胞

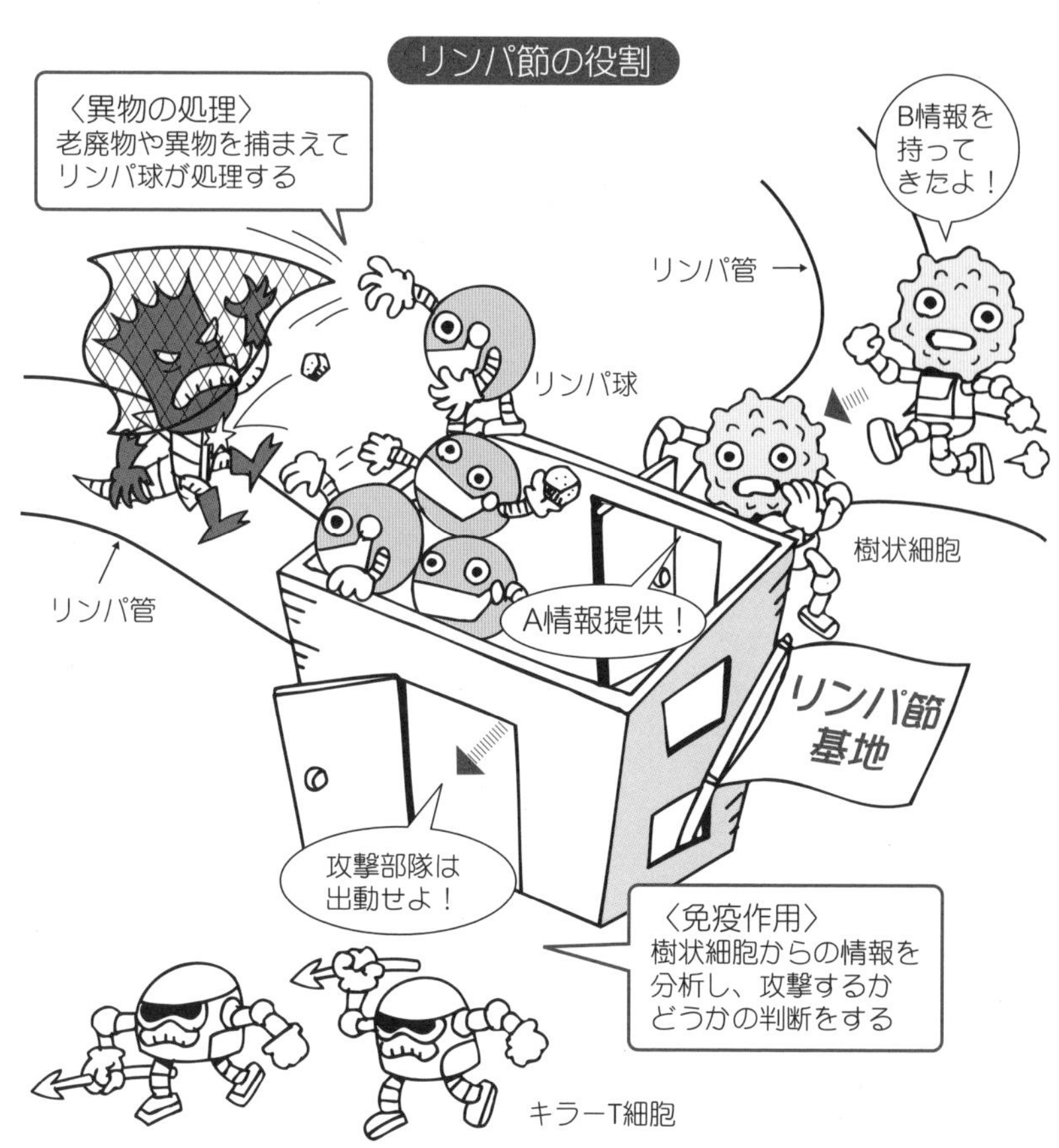

③ヘルパーT細胞はリンパ節の中の信号機

青信号（攻撃開始）を発令する

免疫軍団のステーション＝中継基地であるリンパ節の中で、軍団の仕切り屋として活躍しているのが「ヘルパーT細胞」です。

すでにお話ししましたように、がんの情報をリンパ節に持ってくるのは、樹状細胞です。ヘルパーT細胞は、樹状細胞から「がんがいるぞ」という知らせと、そのがんの特徴を受け取ると、キラーT細胞という異常な細胞を殺す「細胞の殺し屋」に、出動命令を出す役割を担っているのです。

例えていうなら、ヘルパーT細胞は、リンパ節の中の信号機のようなもので、集結したさまざまな情報をもとにして、異常があるところに「攻撃しろ」という青信号、すなわち戦闘のゴーサインを出すというわけです。

青信号が出ると、樹状細胞が持ってきたがんの情報は、ヘルパーT細胞を介して、攻撃部隊であるキラーT細胞に受け渡されます。この情報は、いってみれば、敵を見きわめて倒す「槍」です。これを持つことで、キラーT細胞は迷うことなく、敵に向かって攻撃をしかけることができるのです。

赤信号が出るとき

ところが、この信号機、いつも青が出るとは限りません。ときには赤信号になることもあります。それはヘルパーT細胞が、樹状細胞からの情報をチェックした際、「特に問題はないから、放っとけ」という決断をくだした場合です。

つまり、キラーT細胞が戦闘態勢に入るかどうかは、ヘルパーT細胞が青信号を出すか、赤信号を出すかで決まってしまうのです。

ちなみに、この信号は「免疫補助シグナル」と呼ばれ、青信号、すなわちキラーT細胞を活性化させて、がんに対する攻撃を促す信号を「促進型シグナル」といい、赤信号、すなわちキラーT細胞ががんに対して反応しなくなる信号を「抑制型シグナル」といいます。

Th1とTh2のバランス

ヘルパーT細胞はいくつかの種類があり、Th1（1型ヘルパーT）細胞とTh2（2型ヘルパーT）細胞の2種類は古くから知られていて、Th1は細胞性免疫を促進し、Th2は液性免疫を促進します。

液性免疫は、主にリンパ球の中のB細胞からつくられる免疫グロブリン（抗体）によって行われる免疫系、細胞性免疫は、体内の異物排除を担当する免疫系ですが、これらは互いに相反関係にあることが知られています。つまり、一方の働きが強くなると、もう一方の働きが抑制される関係です。このバランスを調節しているのがヘルパーT細胞、すなわちTh1とTh2のバランスなのです。

そして、Th1とTh2のバランスが悪いことが、アレルギー性疾患や自己免疫疾患、がんなどの発症に、密接に関係していることがわかっています。

例えば、アレルギー性炎症には、Th2細胞がつくるI－L4やI L－5といったインターロイキン（IL／生理活性タンパク質＝サイトカインの1つのグループ）が関与していることから、ヘルパーT細胞がTh2型に傾いていると、アトピー型の喘息やアレルギー性鼻炎などのアレルギー疾患が引き起こされます。

ヘルパーT細胞が正しく青信号を出すためには

一方、がんに対する免疫に重要な役割を果たしているのはTh1細胞です。しかし、栄養不足、加齢、ストレス、慢性疾患、その他諸々の要素が存在すると、ヘルパーT細胞はTh2型に傾き、Th1型の機能が抑制されます。

つまり、ヘルパーT細胞はそのときの状況によって、Th1になったりTh2になったりするのです。そして、Th1型のときは、樹状細胞が持ってきたがんの情報を的確にとらえて、「がんを攻撃せよ」と青信号を出します。が、しかし、Th2型が優勢になると、本来攻撃しなければならないがんの情報があっても、「別に戦わなくてもいいんじゃない！」ということで赤信号を出してしまうのです。では、ヘルパーT細胞が、正しく青信号を出すためには、どうしたらいいのでしょうか。それに関しては第3章でお話ししたいと思います。

免疫力はこうして低下する

さて、青信号を出したヘルパーT細胞は、キラーT細胞にインターフェロンというエネルギーを送ります。キラーT細胞はそれによってすごい勢いでパワーアップし、樹状細胞から受け取った槍を持って、出撃します。

このとき、任務を果たした樹状細胞も、ヘルパーT細胞から、インターフェロンのご褒美をもらってパワーアップして帰っていきます。「役に立つ情報をもってきてくれてご苦労様」というわけです。そして、さらに元気になった樹状細胞は、またどんどん情報を集めて活躍します。

要は、免疫力が上がっている状態です。

　ところが、赤信号が出ると、樹状細胞は持っていた槍を捨てて、パワーダウンしてしまいます。その時点で、槍はまったく役に立たないものになってしまいます。

　ヘルパーT細胞は、今度はご褒美ではなく、ＩＬ－10というマイナスのエネルギーを出して、樹状細胞に対して、「そんなもの、いらないよ。もう現場で働かなくてもいいよ」と引導を渡すのです。

　せっかく情報を集めてきたのに、誰にも認めてもらえない気の毒な樹状細胞は、意気消沈して、トボトボと帰っていくしかありません。こういうことばかりが続くと、免疫力は低下していってしまいます。

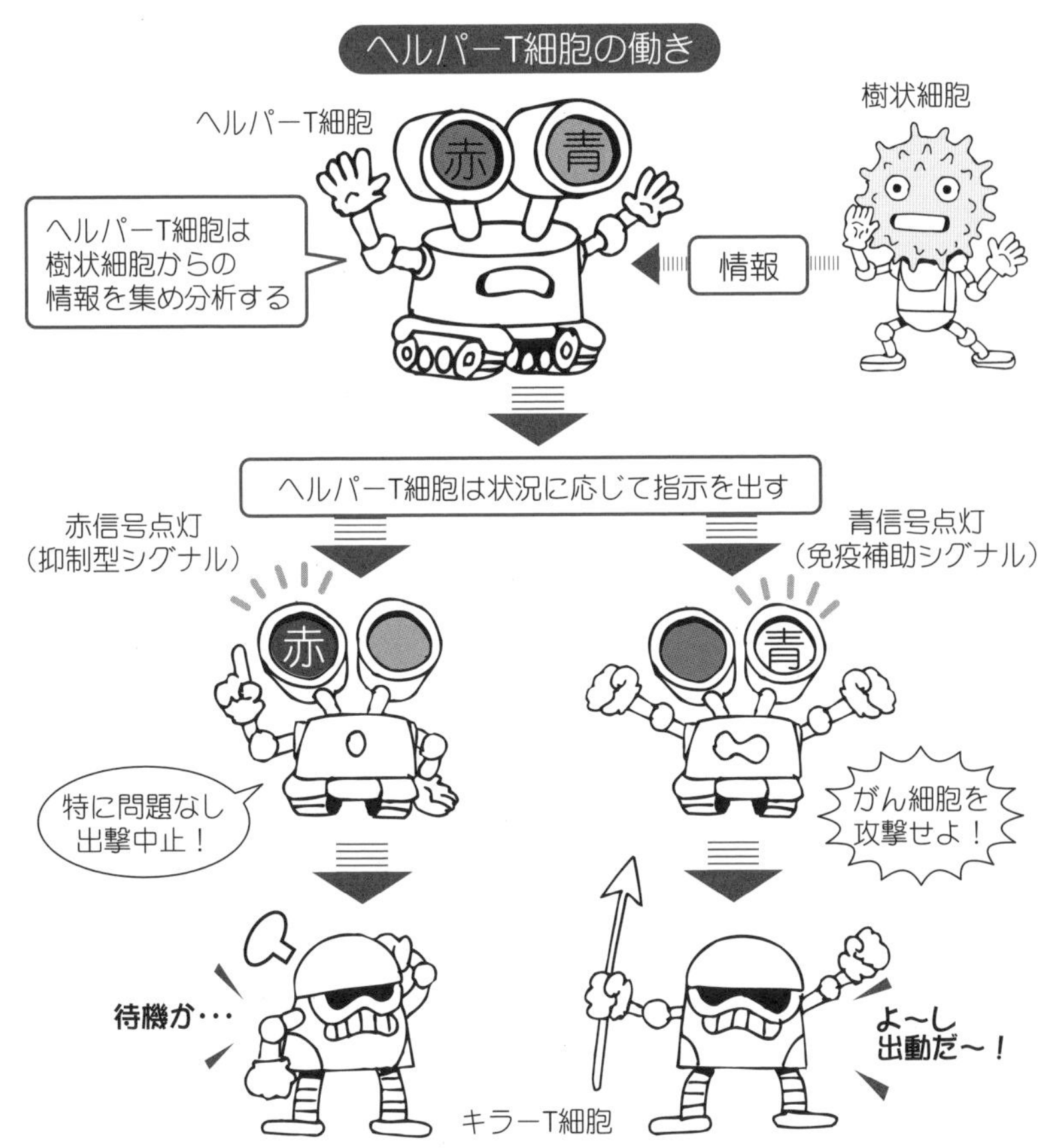

④がんの目印に突進するキラーT細胞

キラーT細胞は頼もしい戦闘員

ヘルパーＴ細胞が攻撃開始の青信号を出すと、キラーＴ細胞は槍を受け取って、すぐさまリンパ節という名前の基地から飛び立ちます。

このキラーＴ細胞は、どんなときでもヘルパーＴ細胞の命令通りに動く戦闘隊員です。つまり、ヘルパーＴ細胞の命令がないと何もできない「イエスマン」なのですが、ひとたび命令が下されたなら、自分のことなど顧みず、がむしゃらに働く頼もしい存在でもあります。

余談ですが、ＨＩＶ（ヒト免疫不全ウイルス）というウイルスがありますが、このウイルスは感染すると、ヘルパーＴ細胞に侵入して命令を出せないようにするため、本来、敵と戦うべきキラーＴ細胞が働かなくなって、免疫不全を引き起こすのです。

さて、ヘルパーＴ細胞から、インターフェロンというエネルギーをもらって強さを増したキラーＴ細胞は、がんの目印をめがけて突進し、持っていた槍をそこに打ち込みます。

このとき大事なことは、槍の先の刃とがんの目印が、ちょうど鍵と鍵穴のようにピッタリ合うことです。ピッタリと合えば、キラーＴ細胞は、パーフォリンとグランザイムといったミサイル＝「殺がん酵素」を発射し、がん細胞の核もろとも破壊します。

ちなみに、パーフォリンは筒状の重合体をつくり、がんの細胞膜を貫通させます。この孔を通ってグランザイムが細胞内に入り、最終的にはがんのＤＮＡを切断して、アポトーシス（細胞死）を起こさせます。

詳しくは第2章でお話ししますが、以上のように、免疫細胞治療を行う上では、「槍の選定」がとても重要なのです。

キラーT細胞が役に立たなくなる

攻撃態勢に入ったキラーT細胞は、通常は血液の流れに乗って目的地まで行きます。

敵であるがんがいる場所の情報は、先述のようにステーション（リンパ節）で樹状細胞から教えられていますから、それを手掛かりに進んで行くというわけです。

さて、目的地に着いたら、即攻撃かと思いきや、そこには樹状細胞が待っています。そして、樹状細胞は、「ここだよ、ここを攻撃して！」と、キラーT細胞に教えるのです。

①で樹状細胞は、１人で何でもやってしまう有能な幹部社員だと紹介しましたが、がんの情報をリンパ節に持って行って受け渡しをして、さらに現場にもどって、外から来たキラーT細胞を出迎えて、攻撃目標を教えるとは、本当にすごい有能社員です。

ところが、キラーT細胞が持っている槍が、がんの鍵穴にピッタリ合わないと、出陣したキラーT細胞は2度と戦闘に加わることはなく、消えゆく運命にあります。

キラーT細胞が消滅するには、3ヵ月ほどかかりますが、その間は壊れた気象衛星と同じで、まったく役には立たずに、体の中をぐるぐると回っているだけです。

すると、樹状細胞は、「せっかく情報を集めてステーションに持って行って、それでキラーT細胞が来てくれたのに、がんをやっつけることができなかった」と落ち込んでしまいます。

そして、「何回も一生懸命、伝達しているのにダメだった」と悪循環が続くと、「諦めモード」に入ってしまいます。

こうした特異的免疫反応の欠如あるいは抑制状態のことを「免疫疲弊」といいます。

▼▲▼▲▼ 免疫軍団の士気を上げるには

このように、樹状細胞が「いくらがんの情報を伝達してもダメだ」と諦めてしまうと、がんに対する攻撃力だけでなく、からだ全体の免疫力が低下することにつながってしまいます。つまり、一現場（一部分）の士気が下がると、最終的には会社全体の士気も下がってしまい、会社が危機的状況に陥るようなものです。

しかし、異常が感知され、その情報が現場から上がってきたときに、それを処理することのできるシステムがあれば、それが社員の自信や誇りとなり、会社全体の士気が上がります。いうまでもなく、これが免疫力アップということです。

▼▲▼▲▼ 免疫疲弊でリスクは高まる

会社全体の士気が下がる、すなわち免疫疲弊が起こると、感染症にかかりやすくなります。とくに肺炎のリスクは高く、かなりの数のがん患者さんが肺炎で亡くなっているというのは、医学の世界では誰もが知っている常識です（直接の死亡原因の70％が肺炎）。

士気の低下＝免疫の低下を媒介しているのは、ＩＬ（インターロイキン）－6やＴＧＦ－β（ベータ型トランスフォーミング増殖因子）と呼ばれるマイナス因子（悪い因子）などで、逆に好循環のときはＩＬ－12やインターフェロンなどがでてきて、「現場の士気アップ→会社全体の士気アップ」につながると考えられます。

「ある部分のがんが免疫力で小さ

くなると、体全体の転移も消える」ということが、昔からいわれていましたが、これはまさに、「現場の士気アップ→会社全体の士気アップ」ということだと思います。

ですから、がんの部分的な治療というのは、決してムダではなく、とくに免疫細胞治療では、「ある部分のがんを消す」というストーリーをつくることで、奏効することは少なくありません。

例えば、サッカーでも野球でもワンシーンがよくなると、その後のゲームの流れがよくなったりしますが、それと同じようなことが人間の体にも起こり得るのです。

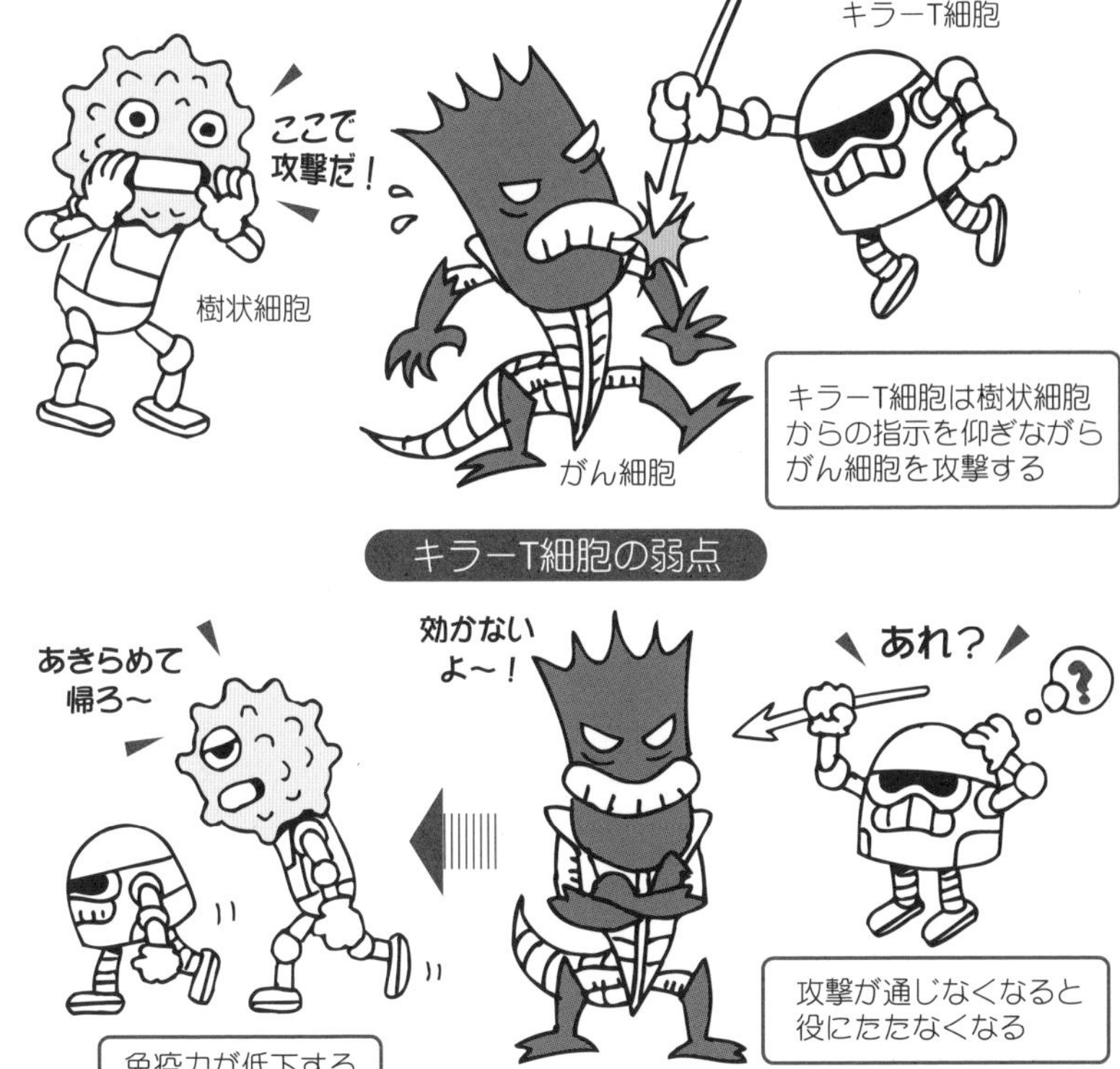

⑤がんがなかなか治らない3つの罠

▼▲▼▲▼ がんが放つ巧妙な3つの罠

これまでにお話ししましたように、がんが発生すると樹状細胞はそれを察知して、情報を免疫軍団の中継基地に持って行きます。そして、ヘルパーT細胞が青信号を出すと、キラーT細胞が戦闘を開始します。

しかし、これでがんが治るかというと、現実にはそう簡単ではありません。ことに、がんが進行してくると、一筋縄ではいかないことのほうが、格段多くなります。

がんに対抗できない理由は3つあります。その1つ目は、「がんが放つ巧妙な3つの罠」。すなわち、

①ブレーキ（免疫チェックポイント）

②消火ロボット（免疫抑制細胞）

③消火剤（免疫抑制ホルモン）です。

▼▲▼▲▼ がんが免疫細胞のブレーキを踏む

まずブレーキですが、これはがん細胞がキラーT細胞の働きにブレーキをかけるということです。免疫チェックポイントは、そのブレーキ部分と理解してください。

私たちの体は、恒常性維持（ホメオスタシス）といって、常に安定した状態を保とうとする仕組みがあります。例えば、血圧や血糖値は一定範囲に保たれ、粘膜は一定の粘度の粘液で潤い、胃の中は胃酸によって、一定のpH（ペー

ハー）に保たれています。こうした働きが、恒常性維持です。

免疫も同じで、何らかの理由で活性化しても、その任務が終了したなら、今度は自然にブレーキがかかって鎮静化してきます。ところが、体にがんができていると、そのがんが、勝手にキラーT細胞のブレーキを踏みます。つまり、がんが免疫チェックポイントを刺激して、キラーT細胞を動けなくして、自分の身を守ろうとするわけです。

このようながん細胞の免疫に対する抵抗の仕組みを「がん免疫逃避機構」といいます。通常は、樹状細胞ががんを発見すると、それを受けてキラーT細胞が攻撃に移りますが、がん細胞からT細胞に対して攻撃を抑える信号が送られると、免疫が正常に動かなくなってしまうのです。

人間の体には、このような、がん細胞が免疫を抑え込むシステムが複数あるとされていて、その中の1つが免疫チェックポイント、すなわち免疫のブレーキというわけです。

しかも、ブレーキを踏む足の数が多いほどキラーT細胞からの攻撃が減るわけですから、がんは頑張って足の数を増やします。すると、その分、がんは大きくなることができ、足の数もまた増えます。こうして悪循環が続き、ますますがんが治りにくい状態をつくり出していくことになるのです。

免疫抑制細胞ががんの手下⁉

消火ロボットというのは、免疫を抑制する細胞のことです。がんは、勝手に119番に電話をして、消火ロボットを呼びます。そして、消火ロボットは、「これからがんと戦うぞ」と士気を上げている免疫軍団に向かって勢いよく放水して、免疫軍団が出陣できないようにするのです。

道の駅――免疫軍団のステーションには、Treg（制御性T

細胞）というT細胞の仲間がいます。このＴｒｅｇは、免疫細胞たちが暴走しないように、その機能を制御する役割を担っている、正常な免疫機能の維持にとっては必要不可欠な細胞です。

ところが、狡猾ながんは、これを自分のために利用するのです。がんはＴＧＦ-β（ベータ型トランスフォーミング増殖因子）という物質を出して、消火ロボットのＴｒｅｇを誘導します。

そして、Ｔｒｅｇは樹状細胞に接着し、樹状細胞の特異的免疫反応を抑制状態にしてしまいます。つまり、樹状細胞はがんの情報を伝える能力が低下し、その情報をヘルパーT細胞、そしてキラーT細胞へと受け渡すことが困難になってしまうのです。

そのうえ、がんになるとＴｒｅｇは異常に増加します。この増加したＴｒｅｇがかんの手下となってしまうのですから、たまったものではありません。Ｔｒｅｇが多い状態では、免疫力を高めようとしても、その成果は得られず、がんの増殖や転移を防ぐことも難しいということです。

がんは免疫抑制因子を撒き散らす

がんは消防隊を呼ぶだけでなく、自らつくった消火剤を自らの手でバラ撒きます。すなわち、サイトカインのＩＬ（インターロイキン）-6や、ＰＧＥ2（プロスタグランジンE2）といった「免疫を抑制するもの（免疫抑制因子）」をあちこちに撒き散らして、キラーT細胞や樹状細胞を追い払うのです。

サイトカインは免疫細胞から分泌されるたんぱく質で、免疫システムを強化する情報を伝達する役目をもっていますが、ＩＬ-6は炎症性サイトカインと呼ばれる、がんにとって都合のよいサイトカインです。

関節リウマチ、I型糖尿病などの自己免疫疾患、慢性炎症性疾患の発病や進展に関与していることが知られていますが、さらに乳がんや前立腺がんをはじめとする、さまざまながん細胞の増殖や悪性化に深く関わっていることがわかっています。また、がん悪液質を引き起こすことも明らかになっています。

一方、ＰＥＧ2は、リンパ球の活性化の段階および、免疫細胞の分化の段階にも影響し、相乗的に免疫を抑制します。さらに、がん組織の新生血管（腫瘍血管）を増やして、がん細胞の増殖のスピードを速め、がんを悪化させることが知られています。

がんが治らない３つの理由
がん細胞がキラーT細胞にブレーキ（免疫チェックポイント）をかける
ブレーキボタンをポチッとな！
がん細胞
キラーT細胞
免疫抑制細胞を利用して樹状細胞の働きを弱める
追い返せ！
樹状細胞
Treg
（制御性T細胞）
鬼は外！
免疫抑制因子を撒き散らして攻撃相手を追い払う

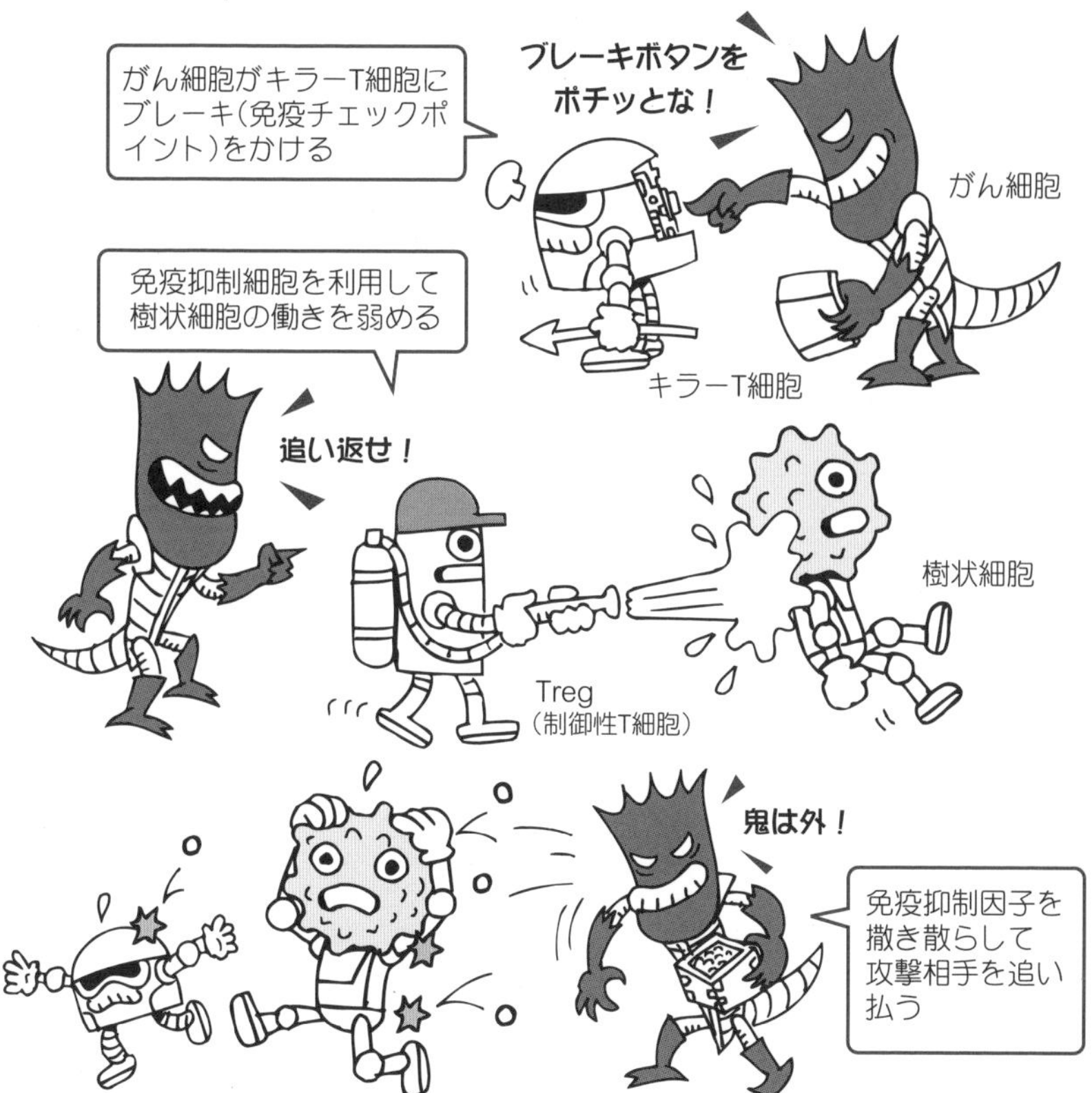

⑥がんを守る分厚く強靭な壁

がん細胞を取り囲む毒化・活性化した壁

がんに対抗できない理由の2つ目は、がん細胞を取り巻く「分厚い壁」の存在です。がんの組織片を顕微鏡で見てみると、がん細胞の周りは「間質（腫瘍間質）」という組織で取り囲まれていることがわかります。それが、「がんの壁」です。そして、この壁が厚ければ厚いほど、そのがんは「手強いがん」です。

間質は正常細胞の周りにもあり、その正常な間質は上皮細胞のがん化を抑制していますが、腫瘍間質はそれとはまったく異なり、がんの都合のいいように働くのです。

この腫瘍間質の成分は、「線維芽細胞」と「腫瘍新生血管」と「免疫抑制ホルモン」です。

線維芽細胞は、腫瘍間質だけでなく、体のいろいろな臓器にも存在しており、コラーゲンなどの線維をつくり出し、また体に傷ができたときに活発に働く細胞として知られています。

ところが、がんは、進行していく過程で間質の線維芽細胞を毒化・活性化し、自分の手下にしてしまうのです。そして、がんの傘下におさまった線維芽細胞は、今度は自身ががん細胞に働きかけ、がん細胞の毒化を促進します。つまり、がんと周囲の線維芽細胞の相互作用によって、がんは増大し、壁（腫瘍間質）もますます分厚くなっていくということです。

また、腫瘍間質の線維芽細胞は、

極めて多様な変化を示し、それらの変化ががんの進行に大きな役割を果たすことがわかっています。

例えば、インスリン様成長因子、線維芽細胞増殖因子、肝細胞増殖因子といったがん増殖因子をつくり出し、直接的にがん細胞の増殖や生存を促進します。

一方、がんにおいては、上皮間葉転換といわれる細胞の変化が見られます。これは上皮細胞が、上皮としての形質を失って間葉系の形質を獲得する現象で、上皮細胞がもっている細胞極性の消失、細胞間接着の減少と、細胞遊走能、浸潤能の亢進が特徴です。

通常、この上皮間葉転換は、中胚葉形成や神経管形成などを含むさまざまな発生プロセスに重要な役割を果たしているのですが、がん細胞では、細胞間接着力が変化し、がん細胞が分離し、血管やリンパ管に侵入しやすくなることで、浸潤能や転移能が高められます。そして、前出の肝細胞増殖因子は、その上皮間葉転換を誘導することが知られています。

壁の中の異常な腫瘍血管

がんの周囲の分厚い壁の中には、異常な腫瘍血管がつくられます。この異常な血管は、がんの手下たちが、がんのためにつくった血管（新生血管）です。ここに周囲の正常組織の血管から血液を引いてくることによって、がんは必要な酸素や栄養を得ることができるのです。その新生血管造設（血管新生）の中心メンバーが、ＶＥＧＦ（血管内皮増殖因子）と呼ばれる増殖因子です。

血管新生は、私たちの体に備わっている生理的な機能ですが、がんはこのＶＥＧＦを引き寄せ、さらに自らもつくり出します。そのため、壁の内部はＶＥＧＦが過剰な状態で、結果として脆弱な血管が無秩序に張り巡らされることになります。がんの進行速度が血管新生に依存するのはこのためで、血管の異常性とがんの悪性は、密接に関係しているといえます。

しかも、この腫瘍血管が無尽蔵に張り巡らされている壁は分厚いだけでなく、非常に高圧のため、キラーT細胞や樹状細胞が近づくと、跳ね返してしまいます。さらに、壁の中にはIL（インターロイキン）-6、TGF-β（ベータ型トランスフォーミング増殖因子）、PGE2（プロスタグランジンE2）というような、免疫細胞をじゃまする免疫抑制ホルモンがウジャウジャといるわけですから、そう簡単にはがんの陣地に攻め込むことはできません。

がんの壁は破ることができるのか

がん患者さんの病理標本では、がんの壁（腫瘍間質）の周りにたくさんのキラーT細胞の残骸や、がんの陣地に入れなくて待機している免疫細胞がいるのをよく目にします。これは分厚い壁に免疫細胞が阻まれているからにほかなりません。

こういう状態が続くと、その免疫細胞の残骸がある場所や待機場所で、炎症が起きます。これが「がん性の発熱」、いわゆるがんの「不明熱」です。私たちの体には、たとえ負けるとわかっていても、「治そう」という力が備わっています。ですから、不明熱は、免疫細胞が「また無駄な戦いをはじめた」ということができます。ちなみに、不明熱は夜に出ることが多いのですが、それは免疫の働きが夜になると活発になるからなのです。すなわち、免疫の働きに影響を与える自律神経は、リラックスしているときには副交感神経が優位になり、それに伴って免疫機能も活発になるのです。

それはさておき、まだ不明熱があるうちはいいのですが、むなしい戦いが続くと、今度は免疫的な虚脱に陥ってしまい、抵抗力が極めて弱くなってしまいます。そうすると、例えば、肺炎に罹っても熱が出ないということが起こってきます。

　ですから、そうなる前に壁を破ることが重要なのです。それには後述する「免疫チェックポイント阻害剤」なども併せた「免疫細胞治療」が有効です。免疫細胞治療は、体調もよくなり、がんも小さくなり、一気に問題が解決してＱＯＬ（生活の質）が上がります。しかし、抗がん剤治療の場合は、体調不良の中、がんが小さくなっていくという経過をたどります。これではＱＯＬの向上は望めません。

がんを守る分厚い壁

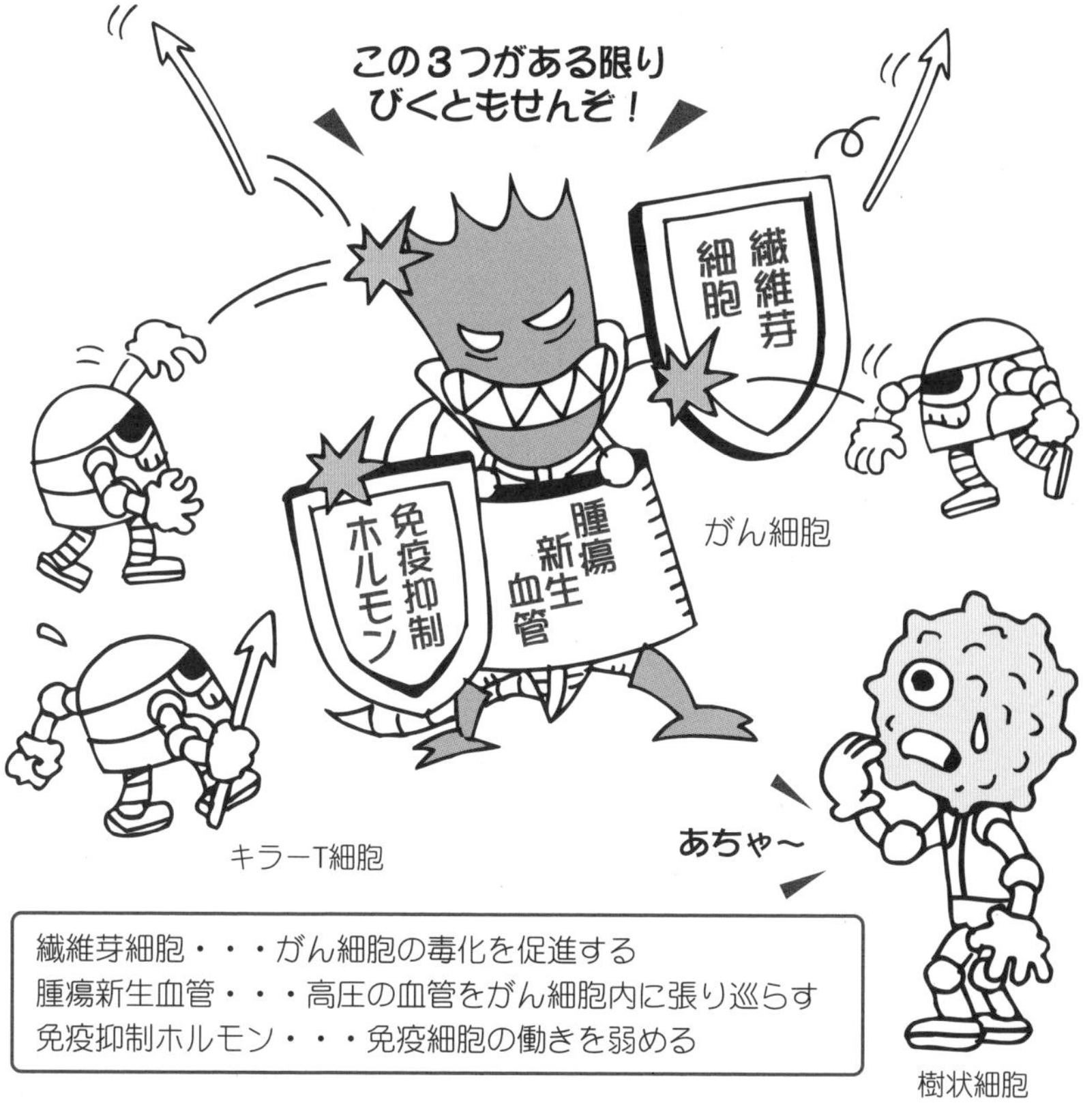

繊維芽細胞・・・がん細胞の毒化を促進する
腫瘍新生血管・・・高圧の血管をがん細胞内に張り巡らす
免疫抑制ホルモン・・・免疫細胞の働きを弱める

⑦がんと免疫細胞の変異

がん細胞は変異する

がんに対抗できない理由の3つ目は、「変異」にあります。それは、がん細胞側の変異と免疫細胞側の変異、2つの変異です。

ご承知の通り、私たちの体の中で遺伝子変異などが原因で変異した細胞は、免疫の監視システムにより監視され、排除されていますが、その免疫監視システムをくぐり抜けて増殖したのが「がん」です。このがんが形成されるまでのメカニズム（がん細胞と免疫細胞の相互関係）は「がん免疫編集」と呼ばれ、次の3段階で考えられています。

・**第1段階**
排除相……従来のがんの免疫監視機構であり、自然免疫系と獲得免疫系の両方の免疫が関与して、がん細胞を排除します。

・**第2段階**
平衡相……排除相で排除されなかったがん細胞と免疫系が拮抗している状態。がんは消えもしない、大きくもならないという状態が続きます。

・**第3段階**
逃避相……平衡状態が何らかの理由で破綻すると、がん細胞が免疫システムから逃避して増殖を開始します。

つまり、がんと診断された状態

というのは、第3段階の逃避状態にあるということです。

そして、この逃避状態にあるものを免疫細胞治療によって、「排除」にもっていけないだろうか、というところから、当院の治療はスタートします。

ところが、従来の免疫細胞治療は、当初は効果が現れるのですが、だんだん尻すぼまりなってしまうということが、多々ありました。すなわち、一度排除相の状態にもどったにもかかわらず、また平衡状態から逃避状態に逆もどりしてしまうのです。

なぜ、そんなことが起こるのか？　その大きな原因の1つが、がん細胞の変異なのです。

目印のないがん

何度もお話ししているように、がんを見つけた樹状細胞は、がんの目印（情報）を中継基地であるリンパ節に持って行って、それを免疫の仕切り屋であるヘルパーT細胞を介して、キラーT細胞に渡します。そして、その情報をもとに、キラーT細胞はがんを攻撃するわけですが、このとき目印がはっきり現れている（免疫原性の高い）がん細胞は、すぐに排除されるのですが、目印がはっきりしない（免疫原性の低い）がん細胞は、残ってしまいます。

この残ってしまったがん細胞が、また頭をもたげて、勢力を拡大していくため、免疫細胞治療が無効になると考えられます。

がんのマーカー

さらに重要なのが、先述のがん細胞の変異です。キラーT細胞が目印にしているものは、「がん抗原（抗原ペプチド）」と「HLA（ヒト白血球抗原）」の組み合わせです。

がん抗原は、簡単にいうと「がん細胞にくっついている特有のたんぱく質」ですが、実はキラーT

細胞は、がん抗原をそのまま目印にしているわけではありません。細胞の中でがん抗原がペプチドに分解されて、ＨＬＡ分子に乗せられて、細胞表面に出てきたところを検出します。こうして、キラーＴ細胞は、がん細胞の中に隠れているがん抗原を見つけ出すことができるのです。

ちなみに、ＨＬＡは発見当初は、白血球のみに存在すると考えられてきましたが、その後ヒトの主要組織適合性複合体（ＭＨＣ）として知られるようになりました。

主な働きは、自然免疫の制御と、先述の獲得免疫におけるＴ細胞への抗原提示です。免疫系はさまざまな非自己（異物）を排除できるように複雑に構成されていますが、ＨＬＡは「非自己の情報を得るための自己」として、免疫に関与しています。いうなれば「自他認識のマーカー」のようなものです。

ところが、がんはあの手この手を使って、ＨＬＡの発現をなくしたり、減少させたりして、目印を隠してしまいます。すると、キラーＴ細胞は、がんを認識することができなくなって、攻撃不可能な状況に陥ってしまうのです。

これががん細胞の変異です。

▼▲▼▲▼

免疫細胞も変異する

一方、免疫細胞側も、同じターゲットをずっと攻撃していると、「もうそろそろ引き上げてもいいだろう」ということになって、ブレーキを踏みはじめます。

私たちの体は、もともと過剰な免疫応答を避けるためのシステムが備わっており、持続的な活性化状態が続いた後には、ブレーキが作動するようにできているのです。

例えば、アレルギーや炎症性の疾患、自己免疫疾患などは、過剰な免疫反応あるいは異常な免疫反応によるものです。こうしたことが起こらないように、ブレーキがかかるのです。

⑤でＴｒｅｇ（制御性Ｔ細胞）

のお話をしましたが、このＴｒｅｇも免疫のブレーキの１つです。正常な免疫システムにおいては、Ｔｒｅｇは免疫応答の抑制的制御を司る細胞だということです。

また、前出した「免疫チェックポイント」もブレーキです。がん細胞をやっつけるために働いていたキラーT細胞が、ヤケを起こして「もういいや」と、このブレーキを踏んでしまうと、もうがんを攻撃することができなくなってしまいます。これが免疫細胞側の変異です。

がん細胞の変異
Aが目印！
がん細胞は目印を
隠す(変異する)こと
で攻撃を避ける
あれ？
キラーT細胞
キラーT細胞は
目印を目標にがん
細胞を攻撃する
がん細胞
免疫細胞の変異
しつこい
な〜！
免疫細胞はアレルギーなどの疾患を
防ぐために攻撃をやめる(変異する)
体に悪い
から帰ろ〜
同じターゲットを攻撃していると
アレルギーなどの疾患が起こる

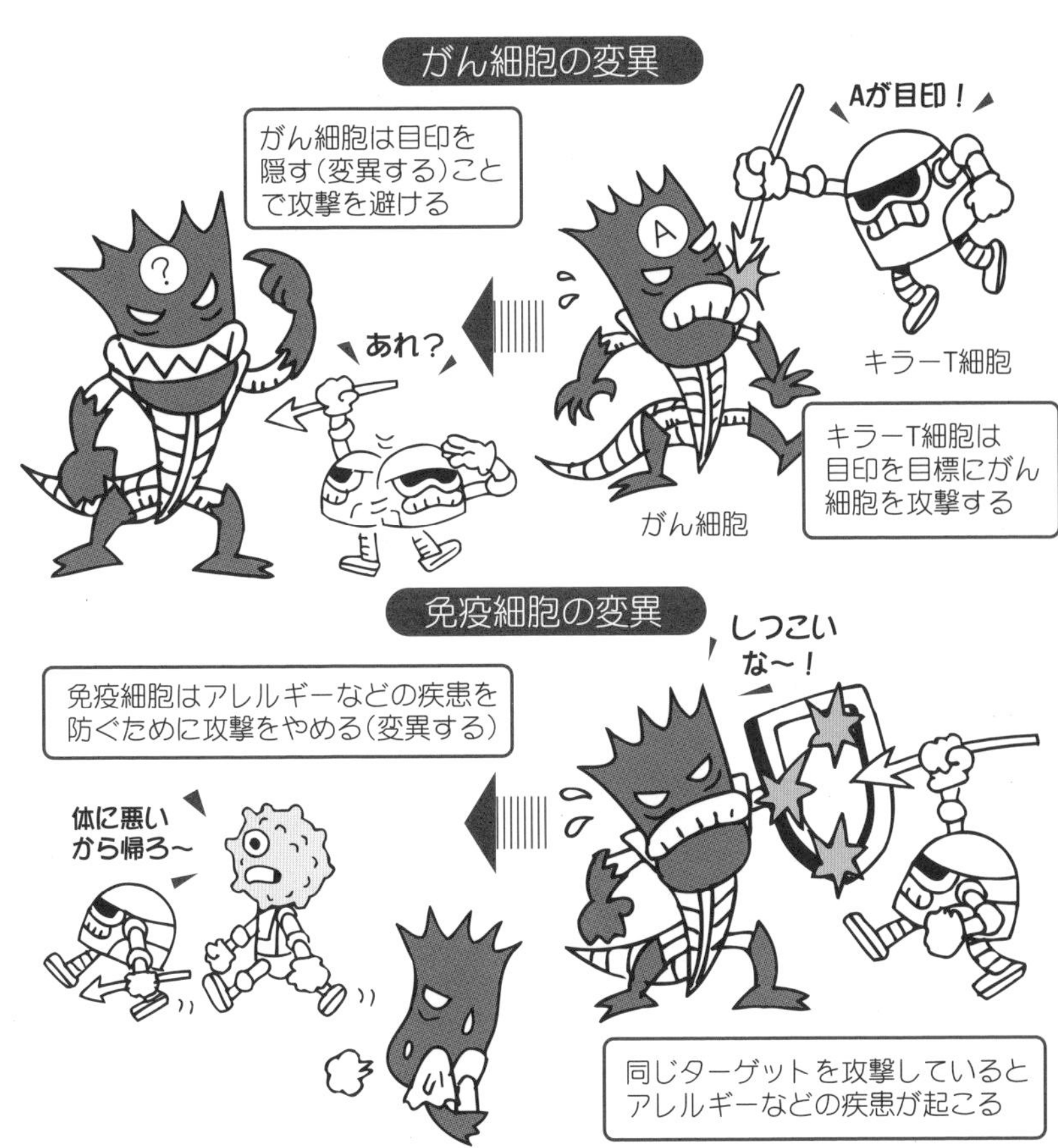

⑧がん戦争は情報戦である

変異に対抗する

前項の「がん細胞の変異」、「免疫細胞の変異」によって、免疫細胞はがんに対する攻撃を停止してしまいます。すると、がんはますます勢力を強めて、増大していくことになります。

そこで、当院ではその解決方法として、「使用するペプチドを固定化しない」、「1つのがんの目印（がん抗原）だけをターゲットにしない」という対抗策をとっています。これは当院付属の研究所の研究開発によるものです。

それは簡単にいうと、同じターゲットをずっと狙い続けてもダメなら、少しずつでもターゲットとするものを変えていったらいいのではないか、ということです。そして、このとき鍵を握っているの

が樹状細胞——すなわち2部でお話しする「変動型分子標的樹状細胞」です。

ただし、ここに行き着くまでには、紆余曲折がありました。さきほどキラーT細胞は、がんの目印＝抗原ペプチドとHLA（ヒト白血球抗原）があって、はじめてがんを認識できることをお話ししましたが、この2つをセットにしてT細胞に提示する（情報を伝える）のが樹状細胞です。

HLAはカゴのようなもので、このカゴに入り込めるペプチドの配列は決まっています。そのため当初は、HLAに合わせたペプチド（人工ペプチド）で樹状細胞を

刺激していたのですが、これをずっと続けていると、どうも効き目が悪くなってくるのです。

そこで今度は、今の患者さんの状態に一番適したペプチドはどれか、その解析方法を探すことにしました。そして、患者さんの細胞とペプチドを混ぜ合わせたときに、何かしらの反応が免疫細胞側で起きることをキャッチできれば、それが今一番生体内で適しているペプチドだということの予測のもとに、解析を試みました。

そうすると、1週、2週くらいでは、同じペプチドに反応するのですが、治療を繰り返していくと、違うペプチドに反応してくるものがありました。

がんを見つけやすくする

こうした結果を受けて、当院では、単一のがん抗原だけをターゲットにするのではなく、ペプチドを変更して、がんを叩くという「変動型分子樹状細胞治療」を実施しているのです。

ペプチドの解析（がん抗原ペプチド同定検査）を行い、多種類のペプチド候補の中から、免疫細胞の反応がよいものを選んで樹状細胞に搭載すると、樹状細胞は非常に働きがよくなって、1つだけではなく、たくさんのがんの目印を教えてくれるようになります。

つまり、今まで以上に、がんが見つけやすくなるということです。

変動型分子樹状細胞治療は、具体的には、今日の時点で解析の結果、

・Aペプチド＋樹状細胞
・Bペプチド＋樹状細胞
・Cペプチド＋樹状細胞
・Dペプチド＋樹状細胞

の治療を行ったら、定期的に再度解析を行い、その結果によって、現時点で一番適しているペプチドを選択して、例えば、

・Eペプチド＋樹状細胞
・Fペプチド＋樹状細胞
・Gペプチド＋樹状細胞

・Hペプチド＋樹状細胞

の治療を行うということです。

メモリーT細胞

現時点のがんの目印を確認するためのキーマンは、メモリーT細胞です。

キラーT細胞やヘルパーT細胞など、いわゆる機能性T細胞と呼ばれるT細胞たちは、自分の役割を終えると、アポトーシスシグナルによって自殺します。

しかし、一部のキラーT細胞は生き残り、メモリーT細胞となって長期生存します。そして、そのメモリーT細胞は、再度同じがんの目印と出会うと、素早く活性化して分裂し、大量のサイトカインをつくり出して、迅速に免疫応答を誘導します。

例えば、水疱瘡のウイルスが体の中に侵入してくると、最初に攻撃するのがメモリーT細胞です。もしメモリーT細胞が働かなければ、ウイルスは体の中で、どんどん増えてしまいます。1度感染したウイルスが、再び入ってきたとき、そのたびに初めから免疫反応を起こしていたのでは、時間がかかりすぎてしまいます。メモリーT細胞がいるからこそ、素早い対応が可能となり、大事に至らなくてすむのです。

メモリーT細胞の免疫記憶

樹状細胞にどのペプチドを搭載するかは、このメモリーT細胞の免疫記憶を利用します。

すなわち、患者さんの血液中に存在するメモリーT細胞と、ターゲットとなるがんの目印（がん抗原ペプチド）との反応性を経時的に調べ、その時点で最も有利なペプチドを選ぶのです。

メモリーT細胞は、がんの目印をしっかり覚えています。例えば、Aという目印をがんがずっと出していたとしたら、それを記憶しているメモリーT細胞が、大勢いると考えられます。

しかし、がんがA目印を隠してしまうと、それに対するメモリーT細胞は、「もうAの攻撃はいい」といって撤退し、今度は別の目印、例えばB目印を記憶しているメモリーT細胞がたくさん集まってきて、「今はBがでているから、こっちを攻撃して！」と、ターゲットの変更を告げると考えられるのです。

メモリーT細胞に関しては、まだ解明されていない部分も多いのですが、メモリーT細胞が有能なほど、キラーT細胞の働き、目的とするがんへの的中率がよくなることは明らかです。

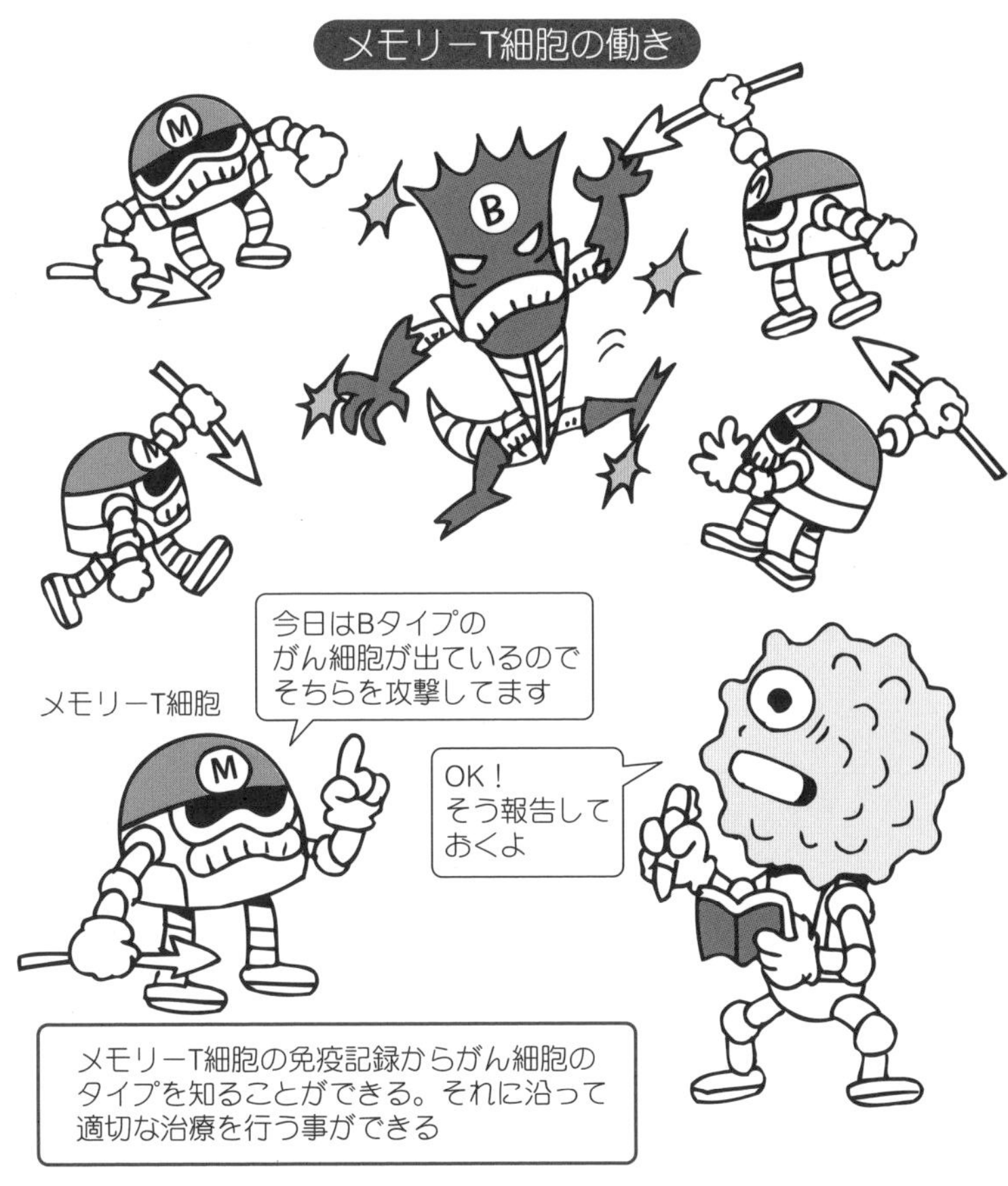

第2章

プレシジョン・ステップ②

現在のがんを知り、現在のがんを駆逐する戦略

①樹状細胞の治す力を再教育する

樹状細胞を元気にする

1部でお話ししましたように、樹状細胞は直接、がん細胞を攻撃することはできませんが、がんの目印（がん抗原）をキラーT細胞に教え込み、目標を攻撃させる免疫系の中心的な細胞です。

ですから、がんを治すには、まずこの樹状細胞を、活発に働けるような状態にしてあげることが重要です。

それには2つのポイントがあって、1つは「クロスプレゼンテーションを起こす」こと、もう1つは「樹状細胞のサビをとってピカピカにする」ことが挙げられます。

そもそも樹状細胞は、細菌やウイルスをターゲットにして、キラーT細胞を働かせるという「感染対策」が主な仕事の細胞です。

そして、この細菌やウイルスの目印（抗原）の処理からそれを伝えるまでの経路と、がんから情報を得て、がん攻撃用のキラーT細胞にその情報を伝える経路とは、まったく別なのです。

すなわち、本来の樹状細胞の働きというのは、細菌やウイルスといった異物を対象にするもので、異物性のないがんに対しての働きは本来のものではなく、それゆえ、がんに対する経路をつくって活性化させる、クロスプレゼンテーションという、やっかいなことをしなければならないのです。

クロスプレゼンテーション

このクロスプレゼンテーションを起こすには、ＰＡＭＰｓ（パンプス *pathogen-associated molecular patterns*：病原体関連分子パターン）またはＤＡＭＰｓ（ダンプス *damage-associated molecular patterns*：ダメージ関連分子パターン）と呼ばれるものが必要です。

これらは、いってみれば緊急信号（ＳＯＳ信号）のようなもので、ＰＡＭＰｓは細菌が壊されたときに出る信号（病原微生物由来）、ＤＡＭＰｓはがん細胞が壊されたときに出る信号（死細胞由来）です。

樹状細胞ががんに対して働くには、このＳＯＳ信号が発信されなければならないのです。

無理矢理ＳＯＳ信号を出させる

では、がん免疫細胞治療において、このＳＯＳ信号をどのようにして出すかといいますと、次の方法があります。

【ＤＡＭＰｓ】

少量抗がん剤投与、温熱療法、少量の放射線照射などで、がんに傷をつけて出させます（ただし、当院の場合は放射線照射は行っていません）。

【ＰＡＭＰｓ】

ＰＡＭＰｓ系製剤（病原微生物由来の製剤）を注射します。患者さんの中には、抗がん剤投与を拒否する方もいますから、そういう場合はこちらを使います。

さて、ＳＯＳ信号が発信されると、樹状細胞は「これは危機的な状況だ」ということで、即座に活動を開始します。その危機的状況は、がんであっても細菌であっても、どちらでも構いません。

ＳＯＳ信号を感知した樹状細胞は活性化し、クロスプレゼンテーションを起こし、強い抗がん活性をもつキラーＴ細胞を誘導するというわけです。

樹状細胞をピカピカに磨く

一方、がん患者さんの樹状細胞は、がんによって錆びています（酸化）。酸化していると当然、樹状細胞は動きが悪く、ほとんど役に立ちません。それどころか、がんの手先になって働いたりもします。

どんなに遣り手の社員でも、環境が悪いと、次第にその環境に染まってしまい、身を落としてしまうようなものです。そこで、そのサビを落として、樹状細胞をピカピカに磨く必要があります。

当院では、体の中のサビをとる抗酸化療法を行っていますが、なかでも最近、私がその治療効果を実感しているものにα－リポ酸があります。

α－リポ酸は、水溶性と脂溶性の両特性をもっているため、体のあらゆる臓器のあらゆる細胞で、その力を発揮します。また、自らが抗酸化物質として働くだけでなく、抗酸化物質として働いて抗酸化力を失った（酸化した）ビタミンC、Eや、グルタチオンなどの、他の抗酸化物質を再生（還元）して、もう一度、抗酸化力を蘇らせる働きがあります。さらに、他の抗酸化物質が還元型しか抗酸化作用を示さないのに対して、α－リポ酸は酸化型、還元型の両方が抗酸化作用を示します。

このように、α－リポ酸は、抗酸化ネットワーク（活性酸素を消去するためにチームを組んで戦う物質）の要として働く物質です。

樹状細胞の培養

しかし、体内の環境をいくらよくしようとしても、がんが進行しているような患者さんでは限界があります。樹状細胞はなかなか立ち直ることができません。

また、先述したＰＡＭＰｓやＤＡＭＰｓといったＳＯＳ信号が体内で発信されたとしても、樹状細胞がそんな体たらくな状態では、まともに感知できるはずもありません。がんは、とことん免疫のじゃまをしようとしますから、こちらも、その上を行く戦略を立てなければ、太刀打ちできません。

その戦略とは、「樹状細胞の培養」です。すなわち、患者さん自身の樹状細胞を体の外に取り出して、サビを落としてピカピカにして、ＳＯＳ信号を培養器の中で加えるのです。

凛々しく生まれ変わった樹状細胞は、体の中に戻されたとたん、速やかに仕事を始めます。そして、それを受けてキラーＴ細胞の快進撃が始まるのです。

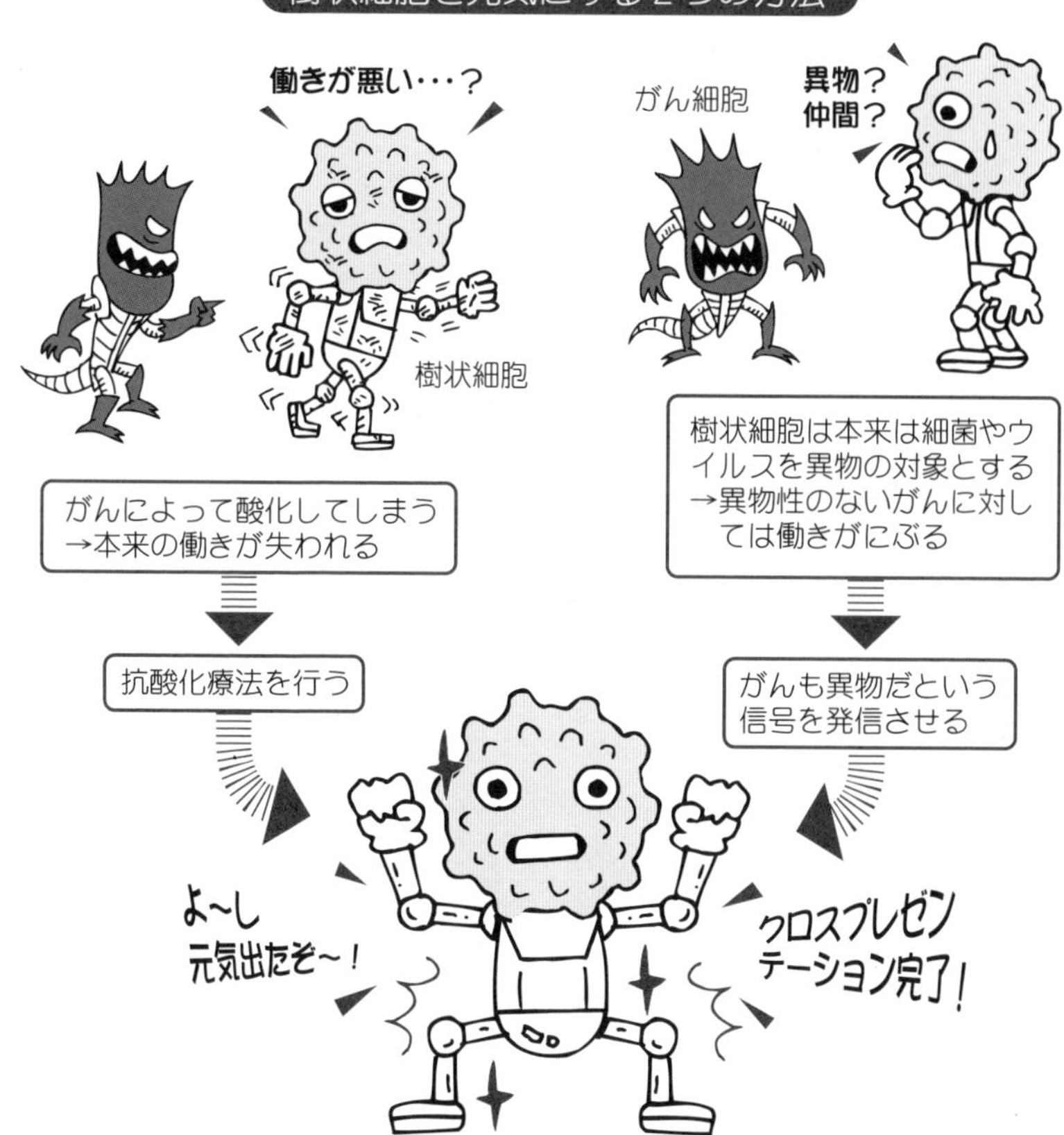

②チームT細胞のがん撃退能力を上げる

▼▲▼▲▼ T細胞を強い軍団にする

前項では、樹状細胞の治す力を立て直すためには、ＳＯＳ信号の発信と抗酸化が必要だということを説明しましたが、本項ではリンパ球の治す力の立て直しについて、お話しします。

ご存知のように、リンパ球は白血球の1種で、免疫機能の中心的役割を果たしている細胞です。大きくはＮＫ細胞、Ｔ細胞、Ｂ細胞の3つに分けられ、種類によって役割や機能が異なります。

そして、がんを特異的に撃退するのがＴ細胞のチームです。

がん患者さんの体の中では、このＴ細胞チームも弱体化しています。したがって、樹状細胞と同様に、その弱ったＴ細胞を再び強い軍団にすることが重要です。

それにはまず、元気なリンパ球の数を増やすことです。

活性化したリンパ球をたくさんがんの周りに集めれば、それだけ攻撃力は強まります。１００人の部隊と1万人の部隊では、圧倒的に1万人の部隊のほうが強いということです。

しかし、そうはいっても、患者さんの体の中で増やすことは困難です。ですから、樹状細胞と同じように、体外で培養します。すなわち、患者さんの血液からリンパ球を取り出して、Ｔ細胞が活性化・増幅する活性化物質を添加して培養し、それを体内にもどす方法です。これによって、リンパ球を効率よく増やすことができることはもちろんのこと、その質も保証されます。

樹状細胞は水先案内人

次に大事なことは、体の中にもどしたリンパ球をがんの塊の中に、確実に侵入させることです。

このとき、最も頼りになるのが樹状細胞、すなわち前項の、培養によって凛々しくなった樹状細胞です。

このピカピカの樹状細胞は、自分の仕事を完璧にこなす有能な水先案内人です。これを使って、キラーT細胞を誘導し、がんを攻撃させるのが最良の方法です。

深部温熱治療でがんの弱点を衝く

もう1つ、リンパ球をがんの塊の中に侵入させる方法としては、深部温熱治療があります。なぜなら、がん細胞は熱に弱く、リンパ球は体温が高いほうが活性化するという特質があるからです。

免疫細胞治療は、体内の循環機能の悪化や活性酸素の過多、低体温などによって効きにくくなってしまいますが、とくにその治療効果と体温との相関関係は高く、例えば体温35℃の人よりも36℃の人のほうが、高い効き目が現れることが多いのです。これは免疫細胞が37℃～39℃の間が最も活性化されるからなのです。ちなみに、一般的に体温が1℃上がるごとに、リンパ球の活性度は37％上がるといわれています。

一方、がんは熱い環境を嫌います。がん細胞は、そのエンジン部分である核が大きく、ラジエーターの働きをする細胞質の水分が少ないことが特徴です。エンジンが大きくてラジエーターの働きが少ないということは、オーバーヒートを起こしやすいということです。

つまり、がん細胞も温度が上がるとオーバーヒートを起こし、エンストに陥ってしまうことになります。それががんのアポトーシス（自死）です。

温熱治療は、こうしたがんに対する温熱の特長を利用した治療法です。

加温自体でがんのアポトーシスを狙うこともありますが、元来は抗がん剤や放射線の効果を向上させるために開発された治療法で、当院ではキラーT細胞をがんに誘導するために、よくこの治療法を用います。

1部で、がんを守っている分厚い壁（腫瘍間質）が、免疫細胞を跳ね返すというお話しをしましたが、そのようなとき、局所温熱によってがん組織の温度を上げると、壁が破壊され、キラーT細胞はがんの塊の中に侵入することができるというわけです。つまり、侵入には誘導役が必要で、その筆頭は樹状細胞ですが、さらに局所に温熱をかけることで、がん攻撃がうまくいくということです。

抑制を解除する

ところが、がんはそれに対抗して、必死に免疫細胞の邪魔をしようとします。つまり抑制がかかっている状態です。

この抑制の原因は2つあって、1つは第3章⑥で詳しくお話しするPGE2やIDOといったさまざまな「悪い物質」、いうなればがんから出る毒素、もう1つはキラーT細胞にかかった「ブレーキ」――免疫チェックポイントの存在です。

抑制を解除するには、

①悪い物質を取り除く薬剤を使う。

②ブレーキを取り除く免疫チェックポイント阻害剤を使う。

これで、ほとんどの場合は、解決します。

問題なのは、何の対処もしないで、ずっと抑制が続いている場合です。これは、キラーT細胞が何となくがんの周りに集まっている「なあなあ」の状態です。

つまり、初めはがんを攻撃しようと積極果敢だったキラーT細胞も、思うように戦えないことでダレてしまい、ついには自分が戦士であることも忘れ、任務を放棄してしまうのです。

前にもお話ししましたが、こうした状態を「免疫的疲弊」といい、この免疫的疲弊が起こると、次第に全身の免疫も低下していきます。そうすると肺炎などの感染症に罹ったり、あるいは転移を起こしたりします。

ですから、抑制を解除し、T細胞チームが活躍する場をつくることが大事なのです。

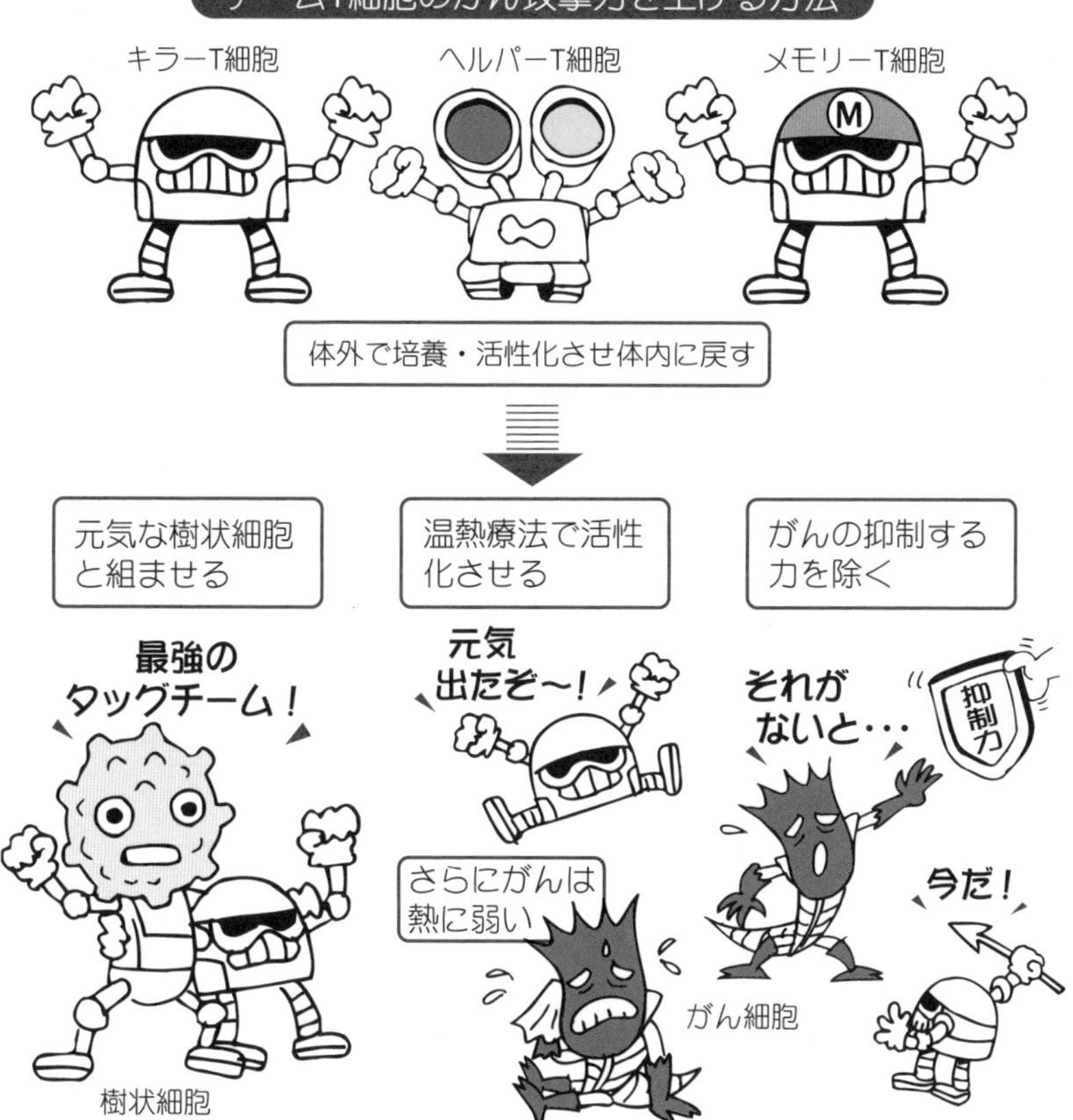

③樹状細胞の正確な情報とキラーT細胞のがんへの攻撃力

敵に応じた戦いをする特異的免疫

すでにお話ししました通り、免疫には「特異的免疫（獲得免疫）」と「非特異的免疫（自然免疫）」があります。

非特異的免疫は、体の中に「敵がいる」と察知すると、敵の目印に関係なく、真っ先に駆けつけてやっつける免疫反応のことで、リンパ球の中ではＮＫ（ナチュラルキラー）細胞がそれに当たります。

ちなみに、ＮＫ細胞はその名前の通り、生まれつき外敵を殺傷する能力を持った細胞で、常に体の中を巡回して、がん細胞やウイルスに感染した細胞を見つけたなら、単独で、直接攻撃をしかけます。

一方、特異的免疫は、敵の目印を認識し、その敵に応じた戦いをする高度な免疫反応です。つまり、非特異的免疫の力では手に負えない敵が現れたときが、特異的免疫の出番となります。

Ｔ細胞チームは、この特異的免疫の中心で、前線で働くキラーＴ細胞は、がんの目印の槍をもった戦士です。そして、その目印を伝える樹状細胞もまた、特異性をもった免疫細胞です。非特異的免疫と特異的免疫をリンクする樹状細胞は、がんの情報を掴んだ瞬間、そのがんに対して特異性を発揮するのです。

主流はキラーT細胞と樹状細胞

さて、がんを倒すには、この特

異的免疫の力が不可欠です。がんは並大抵のことでは死にませんから、がんだけをやっつける特異性が、絶対的に必要なのです。

そして今や、免疫細胞治療においては、この特異的免疫細胞＝キラーＴ細胞と樹状細胞を使った治療が、主流となりつつあります。

当然のことですが、それは樹状細胞の正確な情報により、キラーＴ細胞がピンポイントでがんを攻撃するため、的中率が高く、しかも、副作用が少ないという利点があるからです。

また、抗ＰＤ－1抗体（後述）といった免疫チェックポイント阻害剤との相性がいいということも挙げられます。

一方、非特異的免疫のＮＫ細胞を使った治療は、免疫力全体がアップしますから元気にはなるのですが、ターゲットが全体なのでその分、がんに対しては非常に弱い力しかいきません。

例えば、校庭のある1か所の雑草を取り除くのに、「特異的」の方法だと、その部分だけを焼けばいいのですが、「非特異的」の方法では、校庭全体を燃やさないといけないということです。それでは大火事になってしまって、大変危険です。

さらに、ＮＫ細胞と抗ＰＤ－1抗体とを組み合わせて使用すると、アレルギーを起こす可能性があります。とくに自己免疫疾患がある患者さん、あるいは疑われる患者さんに対しては、要注意です。

ＮＫ細胞治療はがんに有効か

がん治療においては「ＮＫ細胞治療が有効である」という声があります。その理由は、がんは目印を隠してしまうから、特異的免疫は役に立たない、というものです。

ＮＫ細胞の攻撃目標は目印のない異物（非自己）やがん細胞（変質した自己）です。つまり、がんとして認識できる目印が、キラーＴ細胞には見えない場合、攻撃するのはＮＫ細胞です。ですから、目印を隠しているがんには、キラーＴ細胞ではなく、ＮＫ細胞のほうが効果があるというのが、そういう人たちの大方の意見です。

ちなみに、その目印とは、先述したＨＬＡ分子（ＨＬＡクラス１分子）です。

しかし、がんはずっと目印を隠しているのではなくて、実際は、出したり引っ込めたりしているのです。ですから、持続的に攻撃することで、目印が出ているときを捉えれば、がんをやっつけることができます。

今は、こういうことが明らかになってきています。

キラーT細胞の鍵とがんの鍵穴

また、目印は、がん細胞によって異なります。

例えば、目印が完全に引っ込んでいるがん、ちょっと出ているがん、完全に形を変えているがんなど、いろいろなパターンがあります。以前は、すべてのがんに対して、その目印がキラーＴ細胞のもっている槍と、ちょうど鍵と鍵穴のように完全に合致しなければ、がんを滅亡に追いやることができないと考えられていました。

しかし、最近は、1つの成功例をつくれば、免疫応答が誘導され、がんを攻撃できるということがいわれています。例えば、１００個のがん細胞があったとして、そのうちの1個がピッタリ合えば、他のがんの鍵穴（目印）の形が少々違っていたとしても、キラーＴ細胞は攻撃対象として認識し、攻め込むことができるのです。

このことは、*Ludwig*がん研究所（ブリュッセル）のＢｏｏｎらによって、動物実験で確認されています。すなわち、Ｂｏｏｎらは、免疫原性が上昇し、腫瘍形成ができなくなったマウス（免疫的に強いマウス）を作製しました。そして、そのマウスが免疫原性の低い親株（不完全な鍵穴）に対しても抵抗性になることから、免疫原生が低い抗原に対しても、免疫応答が誘導され、腫瘍拒絶を導けることを確認し、１９７８年に『米国科学アカデミー紀要（ＰＮＡＳ）』に発表しました。最近、この説が見直されつつあるのです。

つまり、ＮＫ細胞を使わなくても、抗原を隠しているがんも攻撃することができるということです。

NK細胞とキラーT細胞

NK細胞(ナチュラルキラー細胞)

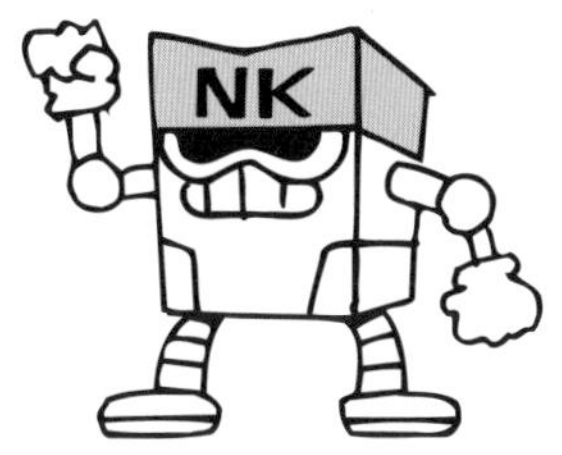

キラーT細胞

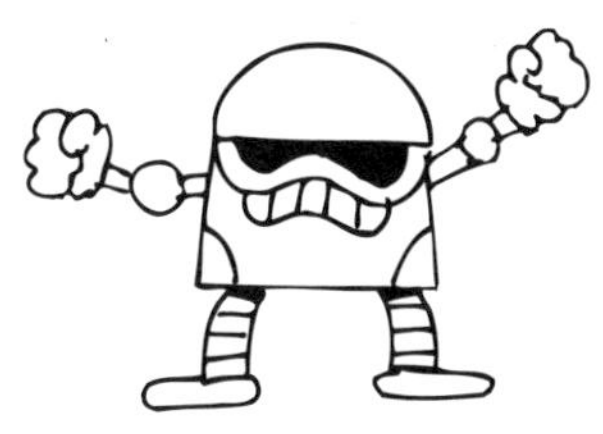

がん細胞以外もターゲットにするので攻撃力が弱く、かつ人体を傷つける可能性がある(自己免疫疾患)

がんの目印を目標に、ピンポイントで攻撃することができる。副作用も少ない

現在はキラーT細胞と樹状細胞の組合せが主流

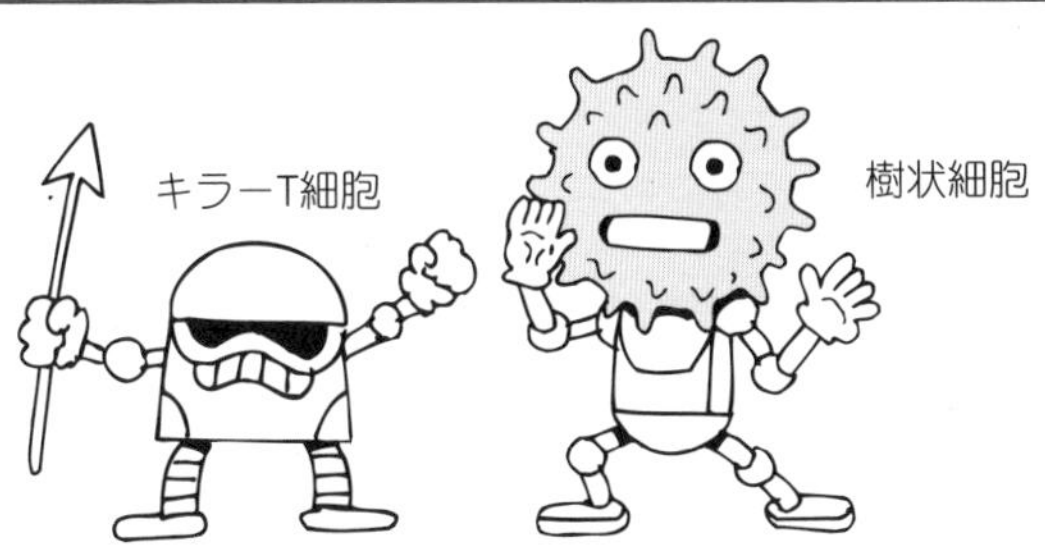

④新生ペプチドを探せ！

がんの目印（ペプチド）

より確実にがんを倒すためには、「強い槍」をつくることが重要です。つまり、精度の高いがんの目印を探し出し、その情報をもとにがんを一発で倒せる強い槍をつくることです。

どこにでもある目印を相手にすることはありません。個性的な目印だけを狙えばいいのです。

がんは、自分が増殖や転移、浸潤をするために必要なタンパク質（特異的タンパク質）をつくり出しています。そのタンバク質はペプチドに分解されて細胞表面に残るか、血中に放出されます。このとき細胞表面に残ったペプチドが、いわゆる「がんの目印」です。

つまり、この目印が、ＨＬＡクラス1分子の上にのって細胞表面に出ていれば、キラーT細胞はがんを攻撃します。

共通抗原と新生抗原

さて、そのがんの目印には、「共通抗原」と「新生抗原」があります。共通抗原は、いつでも、どのがんにもある目印（ペプチド）です。

がんというのは、「自己」と「非自己」が混ざり合ったような存在で、非自己に関しては今までよくわかっていませんでした。つまり、地中にあって、めまぐるしく変化をしているのが非自己です。

一方、地上に出ているのは、極

めて自己に近い存在です。ですから、特異的免疫細胞であるキラーT細胞や樹状細胞は、それを異物として認識することが難しいのです。

要は、自分の身内の一部と思い込んでしまうのです。旗に例えるなら、ロボット王国の旗です。戦いのとき、敵が紛れてその旗を持っていると、兵士たちはそれが敵だとは気づかずに、同じロボット仲間とみなしてしまうのです。

また、別な表現をするなら、共通抗原は「がんが生き残ることができるパスポート性」をもつともいえます。

あきらかに姿形は正常なものと違うのですが、そのパスポートがあるため、がんはまんまと入国審査をくぐり抜け、誰にもじゃまされることなく、そこで自国民としてふるまい、悪の活動を開始します。

このように、共通抗原では、がんを悪者と認識して、入国を拒否することができません。つまり、共通抗原は免疫反応を引き起こす性質（免疫原性）が低いのです。

ところが、地中から突然出てくる、よくわからないものというのは異物性が高く、すぐに攻撃のターゲットになります。それが「がん新生抗原（腫瘍特異的変異抗原）で、がん細胞の遺伝子変異で生まれた、個々の患者さんの独自のがん抗原です。

例えば、大腸がんの患者さんを100例集めたとき、どの患者さんももっているのが共通抗原です。しかし、新しく生まれた抗原は、AさんとBさん、Cさん……とではっきり違うかもしれないのです。

私たち人間もそうです。顔であれば眉毛、目、鼻、口があって、誰が見ても人間だとわかる特徴をもっていますが、一卵性双生児でもない限り、ひとりひとりの顔はみな違います。

これが、共通抗原と新生抗原の基本的な違いです。

がん患者さんそれぞれの新生抗原

顕微鏡で見ると、正常細胞は水分が多く、核（細胞の中心部分）が小さくてきれいな形をしているのに対して、がん細胞は核がいびつで巨大化していて、明らかに正常細胞とは違うことがわかります。

しかし、免疫細胞からすると、先述のように、がんはパスポートをもっていますから、自己と認識してしまいます。ですから、共通抗原をワクチンとして使っても、大きな効果は期待できません。こうしたことが、免疫研究が進むなかで、わかってきました。

そこで注目されているのが、新生抗原です。新生抗原は、免疫原性が極めて高く、優れた殺がん性免疫反応の作用を持ち合わせています。

すなわち、新生抗原には、自己とは異なる「非自己性」＝「異物性」、つまり自分の細胞とはまったく違うものがたくさん含まれていて、「これは自分ではない」とはっきり判別ができるのです。

ですから、免疫細胞治療においては、それぞれの患者さんの新生抗原を的確に見つけることが、とても重要で、その成否を決定づける大きな要素となります。

それには、免疫反応を引き起こす力をもっている目印を見つけることです。免疫原性の高い抗原にピッタリと合った新生ペプチドワクチンをつくることができれば、大きな治療効果が望める、というわけです。

免疫シナプス

リンパ球と、樹状細胞などの抗原提示細胞、またはがんなどの標的細胞との接触面に形成される構造を「免疫シナプス」といいます。

新生抗原は、この免疫シナプスにおいて、プラスの信号のフォーメーションを組みやすいとされています。これががん細胞を認識しやすい性質を有しているのに対して、共通抗原はマイナスのフォーメーションであり、どちらかというと免疫抑制に働くことがわかっています。実はキラーT細胞は、槍の付け根にＴＣＲ（Ｔ細胞抗原受容体）というものがくっつくことで活性化するのですが、共通抗原は、皆に共通している既知のものなので、ＴＣＲが「あいつは攻撃しなくていい」というマイナス信号を出してしまうのです。

共通する特徴があると排除されにくいので、目新しい抗原を使って高い効果を目指そうというのが、新生抗原の考え方です。

がんは２つの目印をもつ
目印1〈共通抗原〉
人体にある普通の抗原
→がん細胞も持っている
→がんを異物と判断できない
樹状細胞
共通抗原
仲間
じゃん！
OK！
通して
くれる？
がん細胞
キラーT細胞
目印２〈新生抗原〉
そのがん独自の抗原
→がんを異物と判断できる
仲間じゃないよ！
敵だよ！
新生抗原
攻撃だ～!!

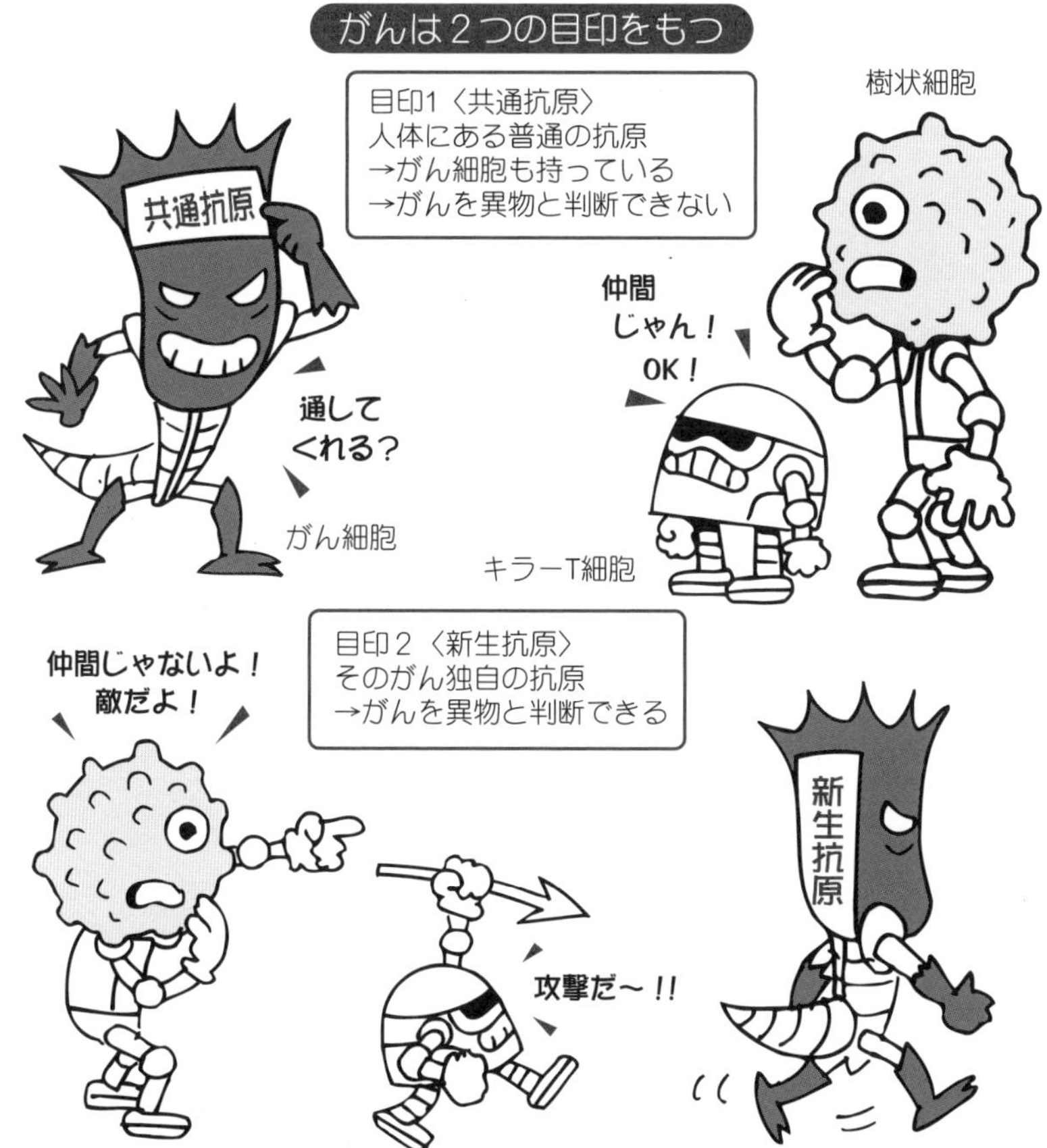

⑤姿を変えるがんに対抗する

がんは刻々と姿を変える

すべての生物には、個体間の多様性が存在し、同じがんの患者さんでも個々の症例に違いがあります。さらには、ひとりの患者さんの1つのがんにおいても、がんを構成している細胞は一種類ではなく、様々な細胞が存在し、それぞれの細胞間に違いがあります。このことを「がんのヘテロ性（がんの多様性／不均一性）」といいます。

がん治療の大きな障害となっているのが、がんのヘテロ性に加えて、がんが変化することにあります。がんは、刻々とその姿を変えていき、診断がついたとき、さらには治療中のその時々とでは、すでに異なった性質をもった細胞の集団体と化しているのです。

そして、その変化・多様性を読むことが、がんを治す上で重要なポイントとなってきます。

がんの変身サイクルを予測する

がんごとに異なりますが、がんには一定の「変身サイクル」があります。

例えば、4月1日のがんの姿形がパターンAであったなら、4月8日にはパターンBになり、4月15日にはパターンCに、そして4月22日にはまたパターンAにもどる、というような周期です。

そうすると、今がパターンBの形で、次の治療が4月25日だとすると、どういうペプチドワクチンを使ったらいいかが予測できるわけです。1部-8のペプチドの解析（同定検査）とは、このことです。

ただし、これを行うには大量のデータベースが必要です。したがって、どこの医療施設でもやれるというわけにはいきません。当院においては、すでに10数年のデータの蓄積がありますから、それが可能なのです。

つまり、データベースの信頼度によって、的中率が決まってくるのです。

ペプチドの決定が治療の鍵

こうした予測には、樹状細胞やメモリーT細胞を使います。

すなわち、がんの目印（がん抗原）に対するメモリー細胞が存在していれば、何度ペプチド同定検査を行っても、樹状細胞やキラーT細胞は同じペプチドに反応します。しかし、メモリーT細胞が、「もう攻撃しなくていい」と判断し始めると、そのペプチドに対する反応が弱くなるのです。

また、毎回の検査で違うペプチドに反応している場合には、特定のがんの目印に対するメモリーT細胞が、体の中に定着していないことが推測されます。

使うペプチドを決定する際には、連続して治療を行っている場合、免疫細胞が単一のペプチドに毎回反応していても、あえてそのペプチドを選択しないことで、耐性を防ぎます。

さらに、単回のペプチド同定検査の結果だけで選択するのではなく、前回、前々回にはどのようなペプチドに反応していたかを確認しながら、ペプチドを決定します。

こうした念には念を入れた方法をとるのは、がんの変身サイクルが非常に複雑で、さまざまなことに影響されるからです。

がんのプログラム

がんの変身サイクルに影響を及

ぼすものには、

①元々あるがんのプログラム

②外来刺激

の2つがあります。

多くの細胞がそれぞれの機能を分担して、1つの正常個体を形づくるためには、それを達成するための細胞分化プログラムと、維持するための幹細胞（いろいろな細胞になれる能力がある細胞）を頂点とした階層性が必要です。

それと同じように、がん組織にも幹細胞様の細胞を起源とする階層性が存在し、その階層性ががんのヘテロ性を生んでいることがわかっています。つまり、がんは不均一であるがゆえに、組織としての強靭さを発揮しているのです。

このように元々あるがんのプログラム自体が、ヘテロ性の内因と考えられます。

▼▲▼▲▼ 抗ガン剤との併用は慎重に

一方、細胞は外界の環境変化や刺激に対して、適応する能力をもっています。がん細胞は低酸素や低栄養など、さまざまなストレスにさらされていて、がんを取り囲む壁＝腫瘍間質の構造の違いや、外からの脅威、すなわち外来刺激が引き金となって、ヘテロ性が形成されると考えられます。

外来刺激とは、例えば、活性酸素、紫外線、抗がん剤、放射線などです。

この中で、免疫細胞治療を行ううえで、とくに注意が必要なのが、抗がん剤です。がん組織内での薬物動態（投与された薬が吸収、分布、代謝、排泄されるまでの体内での動き）には差異がありますが、問題は「抗がん剤の効力が不十分」なときです。

効力が十分な場合は、変化のスピードをコントロールできるのですが、不十分な場合はそのスピードがものすごく加速されたり、あるいは予想外の変化が起こったりするのです。

つまり、変身サイクルが狂って

しまう、ということです。これは放射線照射でも同じです。中途半端な圧力は、禁物ということです。

免疫細胞治療と抗がん剤治療を併用することは、当院でも行っています。それによって治療効果が上がるケースはたくさんあります。

しかし、今の説明の通り、抗がん剤の効果が弱いときには、がんが暴走してしまうので、かえって免疫治療の邪魔になることがあるのです。

そうなると、当院がもっているデータベースも役に立ちません。

ですから、抗がん剤や放射線との併用は、慎重のうえに慎重を期すことが重要です。

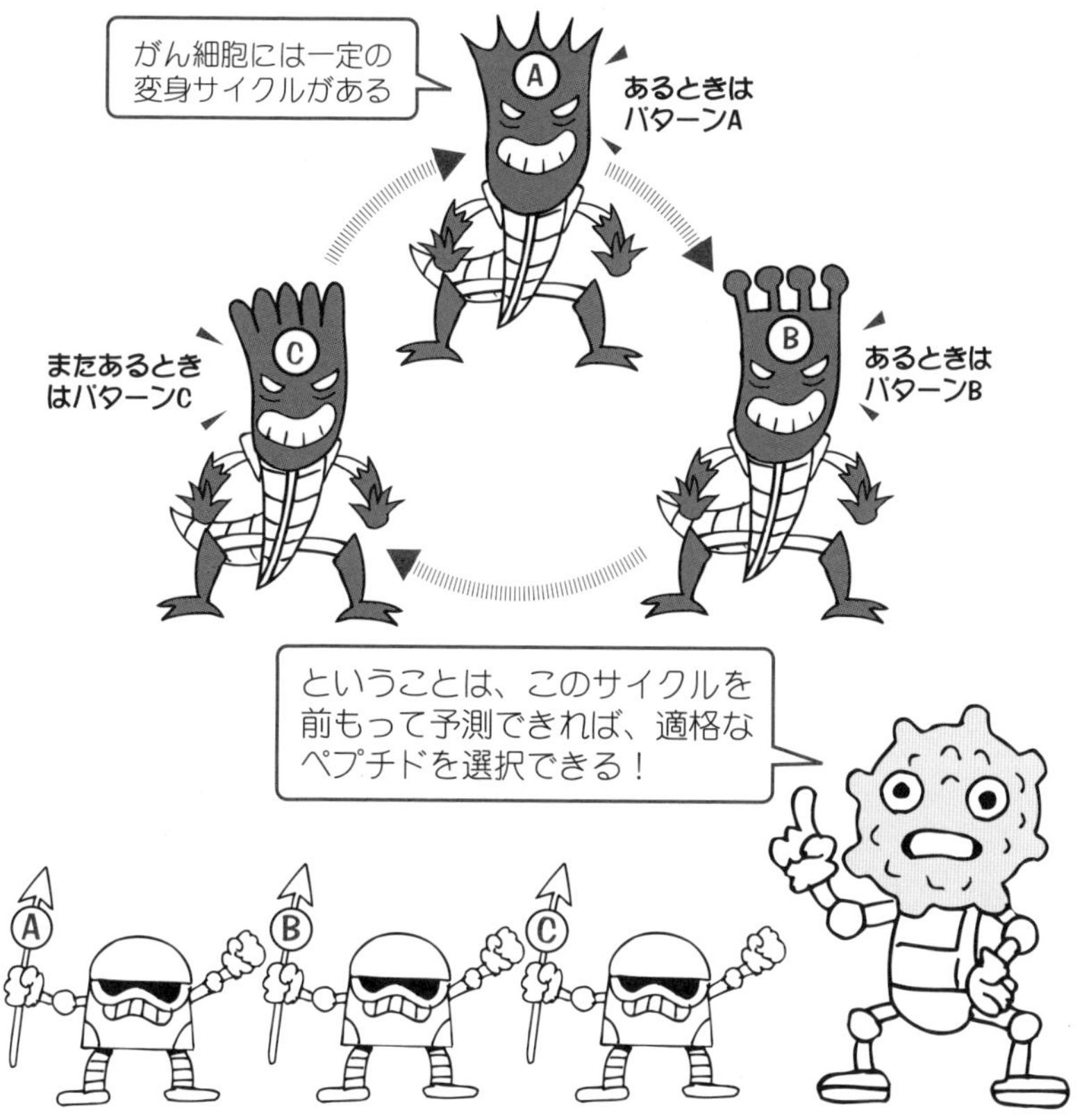

⑥がんを治すためには まず壁をぶち壊す

がん城壁の扉をこじ開ける

がんは自分の周りに頑強な城壁を築き、免疫細胞からの攻撃をかわしています。それが1部－6でお話しした「分厚い壁」＝「腫瘍間質」です。

キラーT細胞が、がんに近づいてくると、がんはすかさず城壁の扉を固く閉ざし、キラーT細胞を跳ね返してしまいます。ですから、がんを倒す＝治すには、この扉をまずこじ開けることが重要なのです。そうすれば、キラーT細胞ががんの本丸に突撃することができるというわけです。

「手強い扉を開ける治療」の標的となるのは、

・CAF（腫瘍関連線維芽細胞）
・EMT（上皮間葉転換）
・ATM（毛細血管拡張性運動失調症変異）キナーゼ
・オートファジー

という腫瘍間質に関連する4主役たちです。

がんの増殖や生存を支持するCAF

CAFは、腫瘍間質で最も多く存在する細胞で、いわゆる「筋」、「骨格」の部分です。正常な組織での線維芽細胞は、増殖活動も代謝活性も低い状態にありますが、がん組織ではがん細胞から分泌されるTGF－β（ベータ型トランスフォーミング増殖因子）などによって活性化されて増殖し、細胞外マトリックス（細胞の外に存在する超分子構造体）を再構築して、がん仕様の細胞に変化します。これがCAFです。

CAFによってつくられる細胞外マトリックスの成分は、主にコラーゲン、ファイブロネクチン、ヒアルロン酸といった物質で、多くのがんでは異常に産生され、高密度化した状態（線維化）が見られます。つまり、ちょっとやそっとでは突破できない状態です。

また、CAFは、増殖因子やケモカイン、VEGF（血管内皮増殖因子）などをつくり出し、がんの増殖や生存を支持する働きを担っています。さらにCAFが産生する増殖因子は、がんのEMTを引き起こすきっかけとなることが知られています。

EMTの特徴

EMTとは、上皮細胞としての特徴を失い、間葉系細胞としての新たな性質を得る転換のことです。上皮とは皮膚や内臓の表面などを構成する表皮細胞で、細胞同士が規則正しく整列し、互いに密な連携を有しているため、自由に動くことはできません。一方、間葉系細胞は骨や筋肉、血液などを構成する細胞で、運動能をもっているのが特徴です。

がんにおけるEMTとは、細胞形態の変化や運動能を獲得することにより、他組織への浸潤や転移がしやすくなり、より悪性度が高くなることを意味します。いうなればEMTはがん細胞が、今の城では物足りず、遠隔地へ新たな城を築くべく移動する手段を獲得するための変化です。前項のがんの変身――がんの性質、姿形が大きく変わる原因の1つには、このEMTが挙げられます。

ATM阻害で血管新生を叩く

がんが増大するには、がんに栄養や酸素を送るための血管をつくる必要があります（腫瘍血管新生）。

この腫瘍血管はＣＡＦとともに腫瘍間質を構成しています。がんの血管を叩くための中心的な戦略にＶＥＧＦ阻害がありますが、ＶＥＧＦは正常の血管にも存在しているため、ＶＥＧＦ阻害薬では副作用が強くでることがあります。そのため、がんの血管だけを選択的に阻害する標的としてＡＴＭキナーゼが注目されています。マウスを用いた実験では、ＡＴＭ遺伝子を欠損させたマウスの健常な血管には影響はなく、また、がんモデルでは腫瘍血管新生がほとんど起こらなかったそうです。

ですから、ＡＴＭキナーゼ阻害により、腫瘍血管のみをターゲットとすることが可能になれば、手強い扉をこじ開けるための重要なポイントになると思います。

オートファジーは がんの生命力

腫瘍血管新生で出来た血管では、栄養や酸素がうまく運搬されないことに加え、がんの内部まで新生されないため、がんは慢性的な低酸素、低栄養に陥っています。それでも、がんが生存できるのはオートファジーを巧みに利用して、生き延びる術を持っているからです。私たちの体の細胞ひとつひとつの中では、古くなったタンパク質や異物などを集めて分解し、そこでできた分解産物を新たなタンパク質やエネルギー合成に使うリサイクルシステムが働いています。このうち分解に関わる重要な機能がオートファジーです。がんではオートファジーの誘導が1つの生存機構として働き、代謝危機（栄養不足）に応答したアポトーシス（自死）や壊死から逃れることを可能にしているのです。

新生 ペプチドフォーメーション

さて、これまでお話ししてきた腫瘍間質のキーワードは「多様性」です。そして、いずれもその変化のスピードが速いということです。これはまさに「新生抗原が生まれやすい」ということで、すなわち免疫原性が高いということを意味します。

したがって、扉を開けるには、そのスピードに合ったワクチンを使うことが、まず大事です。さらに、ワクチンを組む順番や位置など、扉の構造を立体的に捉えながら、勝つためのフォーメーションを考えることが大事です。これを「新生ペプチドフォーメーション」といいます。

扉がいったん開いてしまえば、もうこっちのものです。免疫の持続的な攻撃ができるようになり、耐性や再発も起こりにくくなります。

がんの壁とワクチン

がん細胞は自らの周りを壁(腫瘍間質)で囲い、免疫細胞からの攻撃をかわす
CAF
オートファジー
EMT
ATM
開ける方法はこれしかない！
ペプチドワクチン
ペプチドワクチンを使って扉をこじ開ける

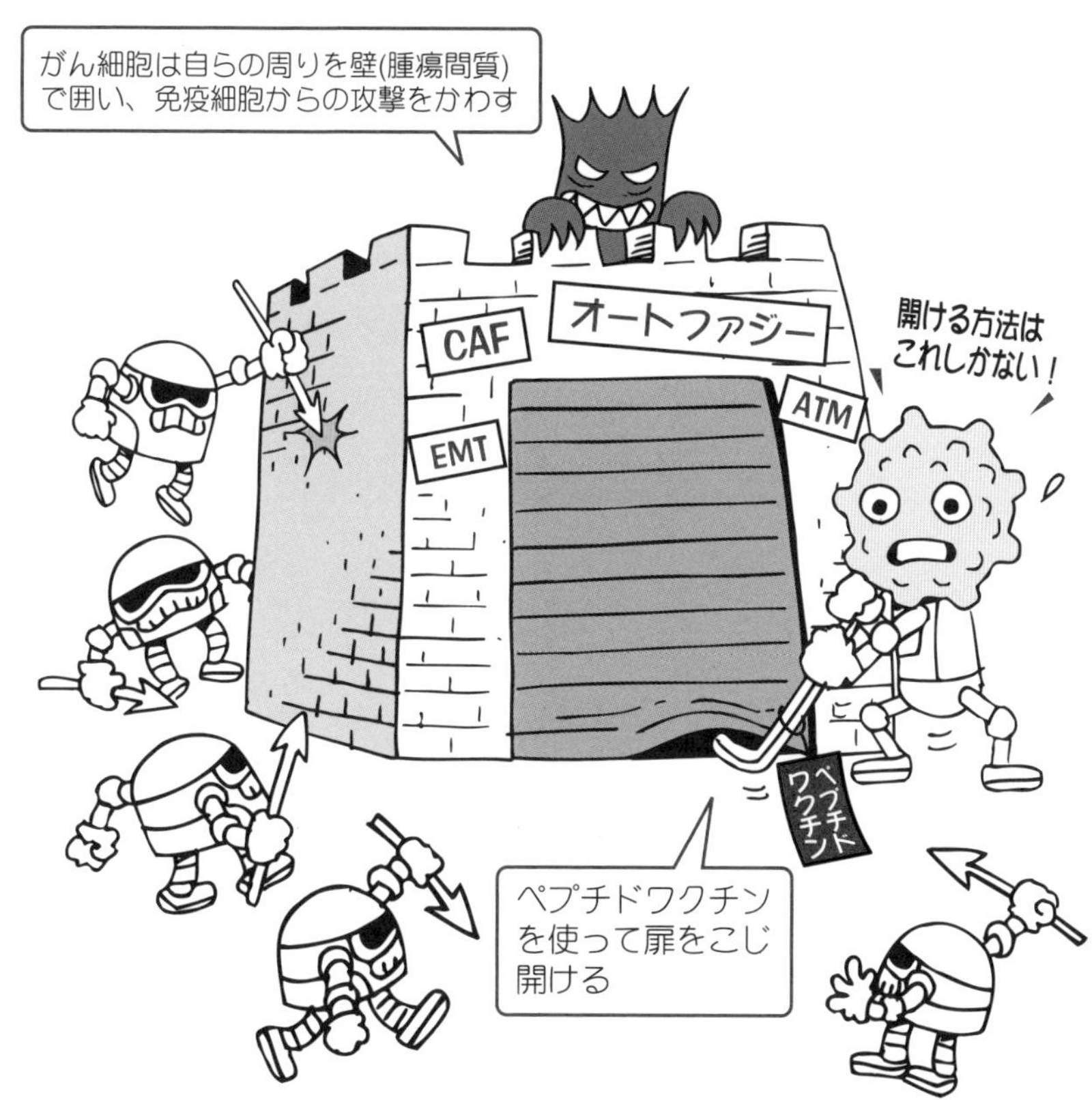

⑦ペプチドを有効に使え！

キラーT細胞を再活性

先述のように、がんの周りのシャッターが下りていると、キラーT細胞はだんだん衰えてきて、最終的にはアポトーシスを起こします。これが免疫疲弊、要は免疫細胞の「あきらめ」です。がんに対してこの免疫疲弊が起こると、今度は体全体の免疫が低下してしまいます。そして、次に待っているのが、がんの増大、全身への転移、肺炎など感染症への罹患です。

1度開けたシャッターも、もう安心とばかりに放置してしまうと、実はまたこのような状態にもどってしまうのです。

そこで、やるべきことは、キラーT細胞を再活性させることです。それには、免疫チェックポイント阻害剤を使用します。

再活性というのは、つまりシャッター（腫瘍間質）に対してのプレッシャーです。プレッシャーがあると、緊張が走って、また「シャッターが開く」という現象が起こってくるのです。

すなわち、この緊張というのは「免疫的緊張」のことで、免疫的緊張がないと、シャッターは厚くなって、しかもしっかりと下りてしまうのです。

シャッターが開いたらチャンス

さて、重要なのは「シャッターが開いたとき」です。プレッシャーを与えて、せっかくシャッターが開いても、速やかに攻め込まなければ元の木阿弥です。しかも、このとき出てくるがんの顔（目印）は、前のものとは違う「新しい顔」です。これが第2章④でお話しした「新生抗原」であり、絶好の「免疫的チャンス」なのです。

この新しい顔が出てくる1つの構造に「SNP（遺伝子多型）＝スニップ」があります。SNPはDNAの中で1ヵ所の塩基が別の塩基に置き換わる現象で、これによって、わずかな変化を起こしたがんの顔が出てくるというわけです。

ですから、シャッターが開いたら、そのときのがんの顔に合ったペプチドワクチンを使うことが重要で、古いワクチンではまったく役に立ちません。

ペプチドワクチンは効かないという意見がありますが、それは、変化するがんの顔を確認しないで、見当違いのワクチンを使用している結果です。

ペプチドワクチン理論

ここで、ペプチドワクチンについて、少し説明をしておきたいと思います。

キラーT細胞は、相手の細胞が「がんの目印」をもっているときに、その細胞をがんだと認識して、攻撃を開始します。このがんの目印（がん抗原）の「仮の情報」をあらかじめ体の中に入れておき、キラーT細胞にがん細胞を正しく認識させるというのが、ペプチドワクチンの理論です。

ペプチドというのは、アミノ酸（タンパク質を構成するもの）が2つ以上つながった構造のものをいいます。がん細胞は、特殊なタンパク質をつくり、そのタンパク質を細胞の中で細かく分解して、ペプチドをつくります。このがん特有のペプチドが、がんの目印＝がん抗原です。

生ワクチンと人工合成のワクチン

がんワクチンには、大きく分けて「生ワクチン」と「人工合成のワクチン（ペプチドワクチン）」の2種類があります。生ワクチンは、手術で切除した、新鮮な自己がんの組織を即座に処理し、その特徴を多分に含んだ情報を埋め込むという「自己がん由来」のがんワクチン（腫瘍細胞ワクチン）です。

この生ワクチンは、いわば「がんの副産物」です。そのため、それが規則正しく分解されなければ、きちんと情報伝達の役割を果たせないという弱点があります。そのため専門家の間では、評価を疑問視する声が増えています。また、標本が取りにくいということもネックになっています。

他方、人工合成のペプチドワクチンは、シャープな情報としての合成ペプチドを埋め込んだワクチンです。したがって、現在は、一般的にはこの人工合成ワクチンが使われています。

いずれにしても、がんワクチンは、がんの目印に対して特異的に攻撃するキラーT細胞を誘導し、がんをやっつけるのが狙いです。

反応のよいペプチドの選択

がんのヘテロ性、そして新生抗原にいち早く対応するために、当院が行っている治療に「変動型分子標的樹状細胞治療」があります。これは、血液中のメモリー情報をもとに、がんの目印（ペプチド）の変化を予測し、その時々で最も効果が期待できるペプチドワクチンを樹状細胞に搭載する治療法です。血液中の情報には、樹状細胞によるものやヘルパーT細胞によるものなど、いろいろなものがありますが、がんの目印の変化に応じたペプチドワクチン（変動型ペプチドワクチン）を作製するためには、がんを直接攻撃するキラーT細胞からの情報が必要です。

そこで利用したのが、第１章⑧でお話ししましたように、メモリーT細胞の免疫記憶です。すなわち、患者さんの自己血液中に存在するメモリーT細胞と、ターゲットとなるペプチドとの反応性を経時的に調べ、そのとき最も免疫細胞の反応がよいペプチドを上位から４つ選択します。

さらに、変動型分子標的樹状細胞治療に用いている「分子標的樹状細胞」は、普通の樹状細胞をより強力かつ高性能なものにするため、開発したものです。

これによって、がんは免疫軍団の前に自分をさらけ出し、不利な戦いを余儀なくされるのです。

ペプチドワクチン理論

メモリーT細胞の免疫記録からがんの目印(ペプチド)を割り出す
樹状細胞
そこは・・・
メモリーT細胞
キラーT細胞
ペプチドワクチンからのお知らせ
WANTED
キラーT細胞にがん細胞を正しく認識させるものがペプチドワクチン

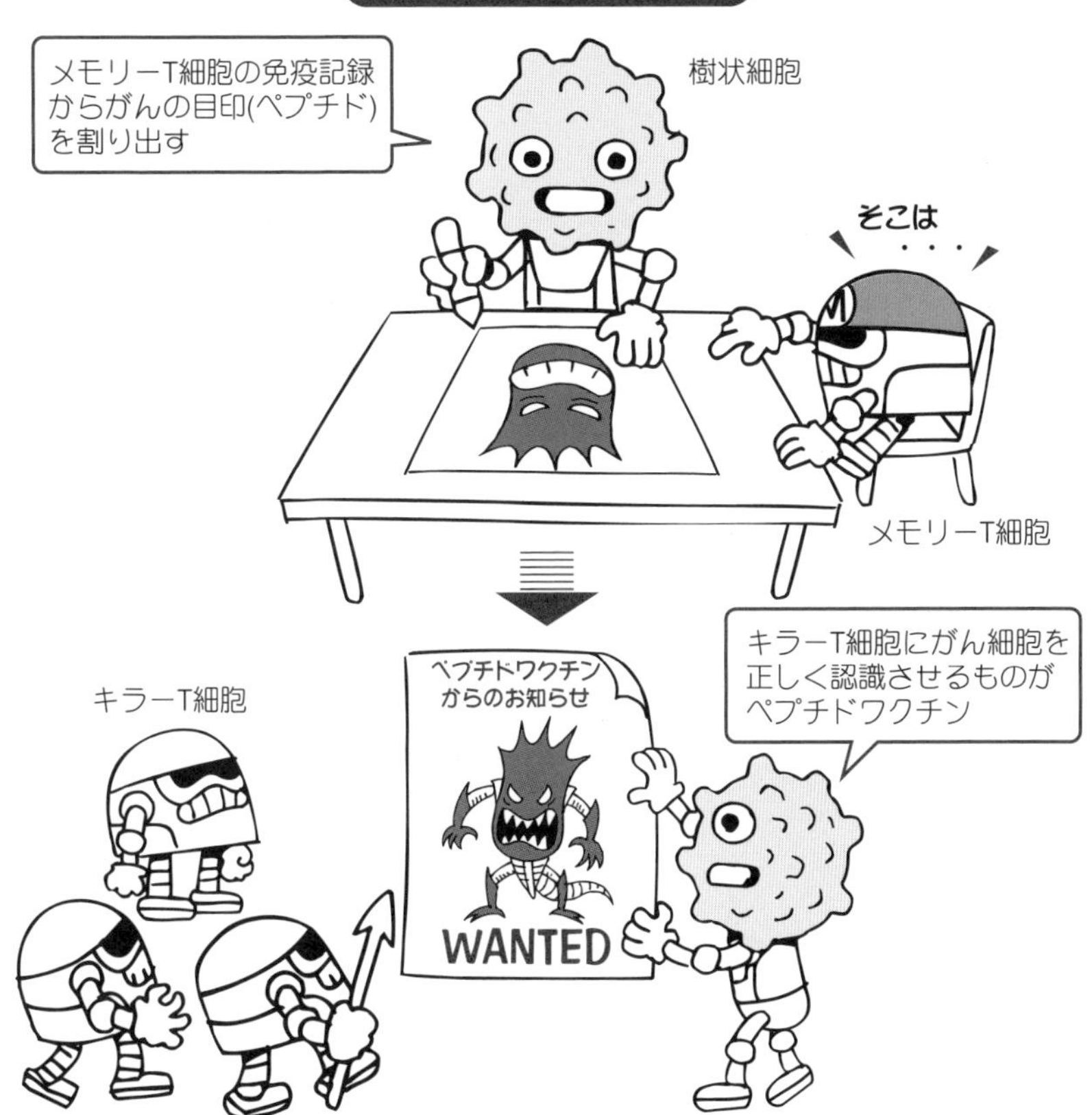

第3章 プレシジョン・ステップ③

がんの悪巧み、策略を全て取り除く

①抗ＰＤ－１抗体ががん治療を変えた！

免疫チェックポイント

がん患者さんでは、がんの目印に特異的なキラーＴ細胞が存在するにもかかわらず、十分な機能を発揮できないことが知られています。それはなぜでしょうか？　答えは「免疫チェックポイント」にあります。

私たちの体には免疫応答機能が備わっていますが、免疫チェックポイントは免疫が過剰な攻撃を続けたり、正常な細胞を攻撃したりしないように、ブレーキをかける役割を担っています。つまり、免疫チェックポイントは本来、免疫系の暴走を抑制するためのものです。

ところが、がん細胞は、このシステムを逆手にとって、免疫系の働きにストップをかける仕組みを獲得しています。すなわち、免疫系のブレーキを乗っ取り、勝手に踏んで、免疫の攻撃から身を守るのです。

がん免疫のブレーキを踏む

がんが乗っ取るブレーキの１つにＰＤ－１と呼ばれる分子があります。これは車でいうなら「フットブレーキ（メインブレーキ）」のようなものです。

ＰＤ－１は、非活性型のＴ細胞がペプチド刺激によって活性型になったキラーＴ細胞に発現します。そして、がん細胞は、このキラーＴ細胞がもっているＰＤ－１ブレーキを踏むために、ＰＤ－Ｌ１

と呼ばれる物質を発現するのです。

このＰＤ－１とＰＤ－Ｌ１は、前者が「鍵穴」で後者が「鍵」という関係にあり、結合すると、がん細胞からキラーＴ細胞に「これは攻撃対象ではない、攻撃をやめろ」という信号が送られます。するとキラーＴ細胞はその信号を信じて、がんへの攻撃を止めてしまうのです。

がんがフットブレーキを踏むというのは、こういうことです。

ＰＤ－Ｌ１は、がん細胞だけでなく、ほぼ全身の細胞にありますが、がんは自分を守るのに必死ですから、やたらとブレーキを踏みます。しかもブレーキのスイッチは、至る所にあるのです。一方、正常な細胞は、過剰な炎症のときのみブレーキを踏みます。これが先述した本来の免疫チェックポイントの役割です。

免疫チェックポイント阻害剤

がんを攻撃すべきキラーＴ細胞たちは、がんに次から次へとブレーキをかけられて、にっちもさっちもいかなくなってしまいます。

そこで、開発されたのが「抗ＰＤ－１抗体」という免疫チェックポイント阻害剤です。これはキラーＴ細胞にある鍵穴ＰＤ－１にフタをして、がん細胞がもつ鍵であるＰＤ－Ｌ１に結合しないようにする薬剤です。

キラーＴ細胞にかかったブレーキを抗ＰＤ－１抗体で解除すると、今までフリーズ状態にあった優秀なキラーＴ細胞が、がんを目がけて怒涛のごとく走っていきます。

がんが短期で大幅縮小

当院では、混合型リンパ球治療、特殊型リンパ球治療、超特異的リンパ球連射治療といった活性化リンパ球治療を行っていますが、この抗ＰＤ－１抗体を使うことによって、従来に比べて極めて効果的に治療を進めることができます。

なかでも大きな特長は、「判定が早い」＝「早く効果がわかる」ということで、このことは患者さんにとっても、治療する医師にとっても幸いなことです。

また、当院では、「短期集中治療」を行っています。

これは、難治性・進行性のがんをできるだけ早い時期にダウンステージさせ、体力の回復を目指しながら集中的に治療をしていくというもので、病状が好転することにより、積極的な治療が可能になります。そして、この治療に抗ＰＤ－１抗体を使うことで、さらなる時間の短縮を実現することができました。

すなわち、この新型の短期集中治療の治療回数は、３週ごと2回のみです。効果がある場合は、この段階で、がんが大幅に縮小します。

それに比べて、従来（旧型）の短期集中治療は、２～３日おきに活性化リンパ球と樹状細胞治療を行い、それを約６週間続けるというものでした。つまり、トータルでリンパ球治療、樹状細胞治療をそれぞれ約12回、行うものです。

しかも、それで大幅に改善が見られるというよりは、積極的な治療を可能にする＝治るきっかけをつくるに留まるものでした。治るまでには、その後最低６ヵ月、長い患者さんになると2～3年はかかるというものでした。

また、もし抗ＰＤ－１抗体の効果が思わしくない場合は、速やかに別の免疫チェックポイント阻害剤に切り替えることができます。

進行性のがんはとにかく時間との勝負ですから、この「時短」は大きなポイントです。

抗ＰＤ－１抗体の副作用

抗ＰＤ－１抗体の治療中には、副作用が出ることがあります。それは免疫の過剰反応（暴走）で引き起こされたと考えられる各種アレルギーや自己免疫疾患、甲状腺炎、間質性肺炎などです。

副作用をコントロールするためには、血液検査や画像診断など。の各検査を定期的に行う必要があります。当院では、少なくとも治療の各コースの前に１回行っています。つまり、「まめに検査をする」ことが最も大事です。副作用の出方は、極めて穏やかなことが多いので、早めに判明すればコントロールすることが可能です。

ただし、間質性肺炎については、かなり慎重になる必要があります。もともと重度の間質性肺炎で、それがとくに活動性の場合は、基本的には抗ＰＤ－１抗体治療をすべきではないと、私は考えます。

がんと免疫チェックポイントの関係

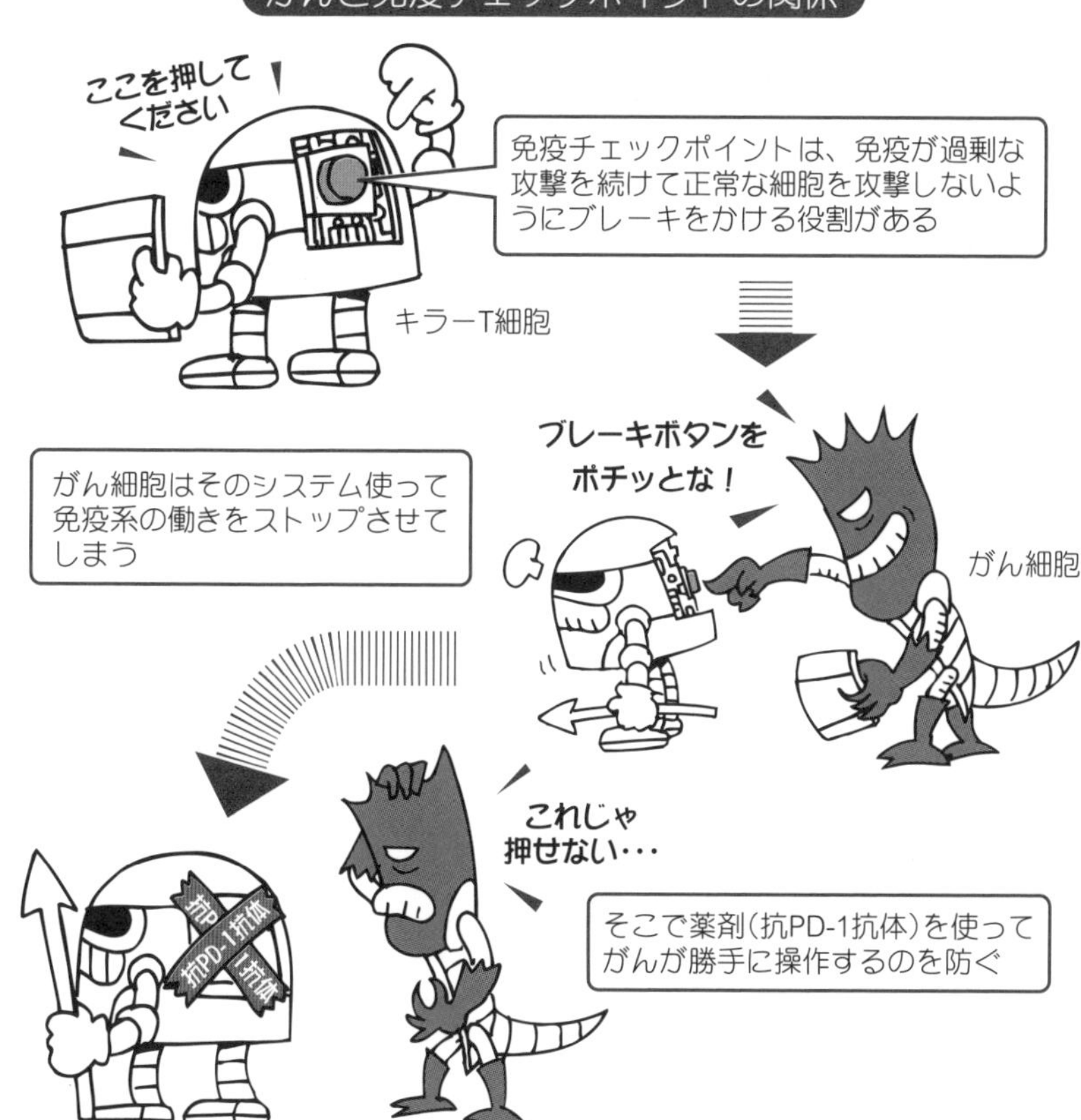

②がんが悪用する免疫チェックポイント

樹状細胞がブレーキを踏む？

ＰＤ－１がキラーＴ細胞のメインブレーキだとすると、サイドブレーキに当たるのが「ＣＴＬＡ－４」という免疫チェックポイントです。

先述のように、ＰＤ－１ブレーキは、がんが直接踏んで、キラーＴ細胞の攻撃をかわします。

それに対してＣＴＬＡ－４ブレーキを踏むのは劣化した（酸化した）樹状細胞、すなわち、がんにだまされ、がんの手先になってしまった樹状細胞です。

すでにご承知の通り、樹状細胞は、がん細胞という悪者を発見すると、その情報を入手して、免疫のステーションであるリンパ節にもって行き、ヘルパーＴ細胞を介してキラーＴ細胞に引き渡します。

つまり、「あそこにがんがいるから、すぐに行って攻撃してください」と指令を送るわけです。

すると、ヘルパーＴ細胞は、「それは大変だ」と判断し、青信号を出して、キラーＴ細胞を出動させます。

ところが、がんはこの動きを察知して、樹状細胞に働きかけて、ヘルパーＴ細胞に赤信号を出させるように仕向けるのです。すっかり、がんに手なずけられてしまった樹状細胞は、もはやがんのいいなりです。

かくして、キラーＴ細胞は出動をとりやめ、がんはのうのうと生きながらえるというわけです。

がんの手先になる樹状細胞

それでは、がんの手先になった樹状細胞は、具体的にはどのようにしてＣＴＬＡ－４というブレーキを踏むのでしょう。

そもそもＣＴＬＡ－４の役割は、Ｔ細胞が過剰反応を起こさないように、バランスをとることです。ですから、樹状細胞がもってきた情報をもとに、ヘルパーＴ細胞が信号を出す際、それが激しく強い青信号であれば、ＣＴＬＡ－４はそれだけ多く出現して、今度は信号を赤にしようと働きます。つまり、ＣＴＬＡ－４は、Ｔ細胞の活性化の度合いによって、出現の多少が調節されているわけです。

そして、ここでポイントとなるのが樹状細胞です。樹状細胞は「Ｂ７」という分子をもっていて、それがＴ細胞の「ＣＤ28」と呼ばれる分子とくっつくと、Ｔ細胞が活性化されます。すなわち、ヘルパーＴ細胞が青信号を出して、キラーＴ細胞が出動する状態です。

一方、Ｂ７がＣＴＬＡ－４にくっついてしまうと、赤信号→キラーＴ細胞出動中止という過程をたどることになります。

ところが、がんにだまされた樹状細胞は、本来ＣＤ28というアクセルを踏まなければいけないのに、ここ一番という重要なシーンで、反対にＣＴＬＡ－４というブレーキを踏んでしまいます。

また、ＣＴＬＡ－４はＴｒｅｇ（制御性Ｔ細胞）上にもあり、Ｔｒｅｇから樹状細胞にマイナスの信号が伝わって、その樹状細胞がキラーＴ細胞のサイドブレーキを踏みます。

さらに、Ｔｒｅｇはそれとは別なルートで、マイナスの信号をキラーＴ細胞に直接送ります。するとまた、樹状細胞のブレーキを踏むスピードが加速されるのです。

こうして、活躍すべきキラーＴ細胞は手も足も出なくなって、行き場を失ってしまいます。

抗CTLA－4抗体

このB7とCTLA－4の経路を阻害するのが、抗CTLA－4抗体です。つまり、樹状細胞がブレーキを踏むのをやめさせ、アクセル全開にして、キラーT細胞が存分にがんと戦えるようにします。さらに、抗CTLA－4抗体を使うと、Tregを排除することができます。

この抗CTLA－4抗体のイピリムマブという抗体薬は、2011年に米国で、切除不能な悪性黒色腫に対する初めての免疫チェックポイント阻害剤として薬事承認され、日本でも2015年に根治切除不能な悪性黒色腫に対して、薬事承認されています。

ただし、副作用がやや多いのと、単独での効果があまり大きくないということもあって、どちらかというと「抗PD－1抗体との併用」のほうが注目されています。

抗CTLA－4抗体の副作用

抗CTLA－4抗体によりCTLA－4を遮断すると、T細胞が活性化され、主に皮膚（皮膚炎、そう痒症など）、消化管（下痢、大腸炎など）、肝臓（肝機能値異常、肝炎など）、内分泌腺（下垂体炎、副腎異常、甲状腺異常など）、神経系（末梢性ニューロパチーなど）、その他の臓器（間質性肺炎、腎炎など）に免疫に関連した副作用が生じる可能性があります。ある臨床試験では、抗CTLA－4抗体を投与した患者さんの60％に副作用が見られ、その多くが皮膚あるいは消化管に関する自己免疫疾患であったことが確認されています。ですから、抗CTLA－4抗体を使用するにあたっては、副作用を抑えつつ、T細胞が活発に働くことを維持することが今後の検討課題だと思いますし、慎重に扱うことが望まれます。

個人的な見解としては、通常は抗

ＰＤ－１抗体を単独で使用し、それであまり効果が現れないようであれば、抗ＣＴＬＡ－４抗体を併用するというのがベストだと考えます。

例えば、抗ＰＤ－１抗体治療を１回行ってみて、３ヵ月でがんが50％縮小したとしたら、抗ＣＴＬＡ－４抗体を使う必要はありません。しかし、３ヵ月経過しても10％しか縮小しなかったとしたら、その場合は、使用を検討してもいいと考えます。また、抗ＰＤ－１抗体を使っても現状維持に留まる場合、当院ではペプチドワクチンを搭載した樹状細胞での治療（変動型分子標的樹状細胞治療）を併用して行います。

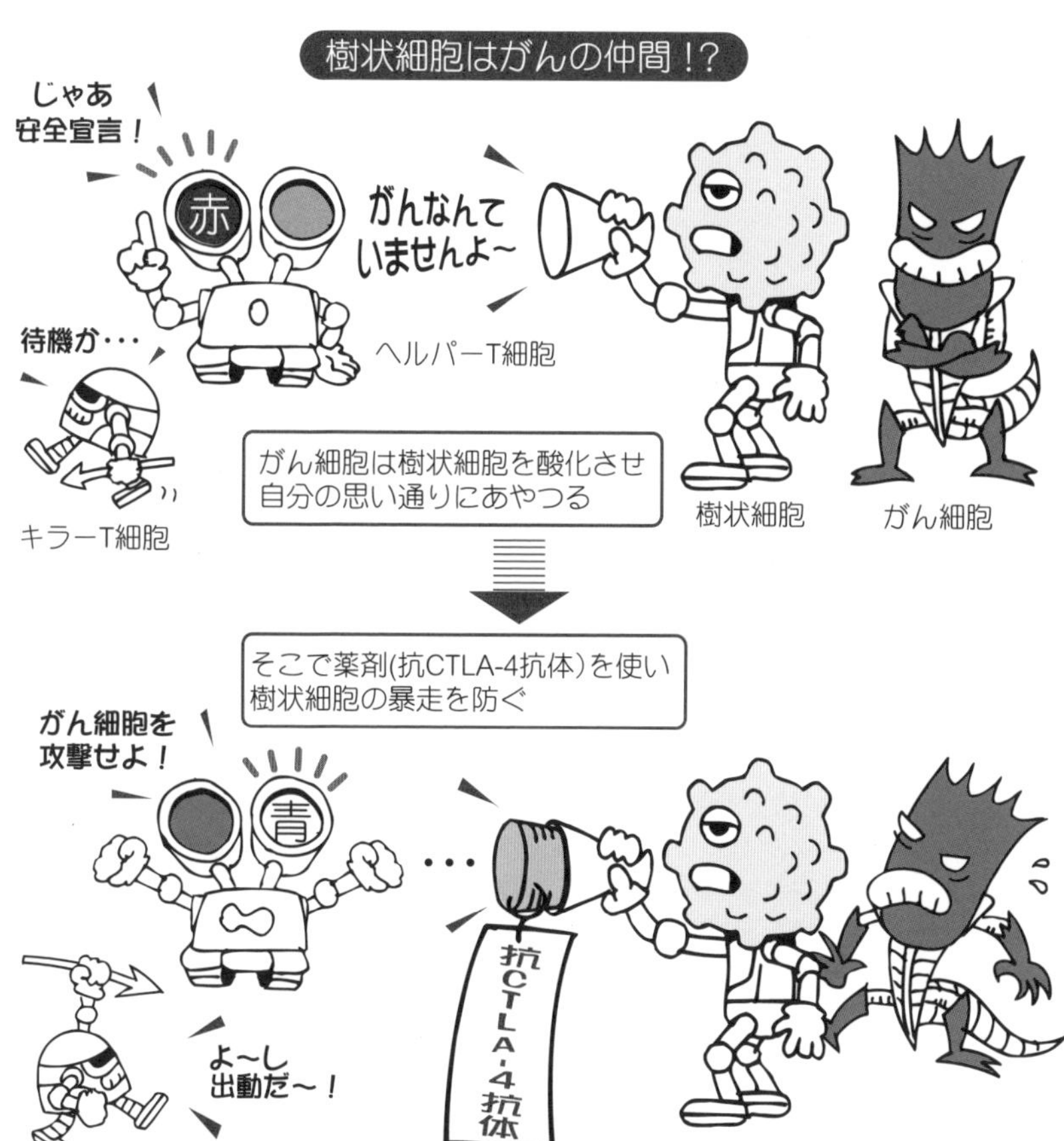

③免疫抑制を解除せよ！

がんとＴｒｅｇの関係

がん細胞は多様な免疫抑制機構を獲得することで、自分の身を守っています。

前出のＰＤ－１やＣＴＬＡ－４を利用するのもその最たることの１つですが、Ｔｒｅｇ（制御性Ｔ細胞）もまた、がんにとっては非常に都合のよい存在です。

すでにお話ししましたように、Ｔｒｅｇは免疫機能を制御する役割を担う、正常な免疫機能の維持にとっては必要不可欠な細胞です。免疫系の過剰な働きによって生まれる自己反応性が、関節リウマチのような自己免疫疾患わ起こさせることはご承知の通りですが、Ｔｒｅｇはその免疫系の崩壊を抑制し、免疫異常から体を守るとともに、炎症や腫瘍免疫、感染免疫などについても、抑制作用を示します。

ところが、がんになると、この細胞が異常に増えて、本来がんを攻撃し、殺す働きをする免疫系が機能しなくなってしまうのです。

つまり、がんとＴｒｅｇの関係は、親分と子分のようなもので、がんが出現するとＴｒｅｇは正常細胞を裏切って、がんのために働くようになるのです。

Ｔｒｅｇはいろいろな場所に存在しますが、がんの手下となったＴｒｅｇが活躍するのは、もっぱら腫瘍間質です。

では、どのような方法で、がんのために働くのかというと、活性化したキラーＴ細胞を不活性にし、アポトーシス（細胞の自死）に追い込むのです。

がんは免疫システムをのっとる

先述の通り、Ｔ細胞はＰＤ－１というブレーキをもっていて、自らも過剰な活性化を抑制します。つまり、「少し行き過ぎたかな」と思うと、自分でブレーキを踏んで、ストップをかけます。そして、がんはそのシステムを乗っ取るわけです。

他方、Ｔｒｅｇは、キラーＴ細胞の燃料（動力源）であるＩＬ（インターロイキン）－２と呼ばれる生理活性物質を吸い取って、キラーＴ細胞をストップさせます。そして、吸い取った燃料は、Ｔｒｅｇ自身の維持と増殖のために使うのです。

免疫系が正常に働いている場合は、これで何の問題もないのですが、Ｔｒｅｇがひとたびがんの手下になってしまうと、正しい状況判断ができなくなってしまいます。そうなると、Ｔｒｅｇはキラー Ｔ細胞の燃料を次々と吸い取って、どんどん自分の仲間を増やしていくことになります。まさにＴｒｅｇの暴走です。

燃料を吸い取られて動けなくなったキラーＴ細胞は、がんを攻撃するという任務を果たすこともできずに、悲嘆にくれて死んでいくのです。

Ｔｒｅｇの免疫抑制作用

Ｔｒｅｇには多段階の免疫抑制があると考えられていますが、その中心的なメカニズムの１つが今お話ししました燃料（ＩＬ－２）の制御、そしてもう１つはＣＴＬＡ－４の制御です。

前項でいいましたように、ＴｒｅｇはＣＴＬＡ－４をもっていて、がんの手下になると、それを利用して正常な免疫機能のじゃまをします。

すなわち、がんの傘下に入ったＴｒｅｇに発現するＣＴＬＡ－４

は、Ｔｒｅｇを活性化させ、樹状細胞やキラーＴ細胞にマイナスの信号を送り、免疫不応答の状態にします。

このように、Ｔｒｅｇが、がんの手下となって勢力を増してくると、免疫機能は不全に陥り、がんの転移や増殖を防ぐことが難しくなります。また、当然、免疫細胞治療の効果もあまり期待できません。

だからこそ、進行がんでは、Ｔｒｅｇの除去と、培養した新鮮な活性リンパ球の注入がぜひとも必要となってきます。

▼▲▼▲▼

Ｔｒｅｇの除去と活性化したリンパ球の注入

現在、Ｔｒｅｇを除去する薬（Ｔｒｅｇ制御剤）として、Ｔｒｅｇに関連する分子を標的としたいくつかの薬剤が使用されていますが、なかでもＣＴＬＡ－４をターゲットとした抗ＣＴＬＡ－４抗体による治療は、Ｔｒｅｇの減少と、抗がん免疫の増強が示されています。

また、活性化しているＴｒｅｇがもっているものに「ＣＣＲ４（ＣＣケモカイン受容体４）」という分子があります。

ケモカインというのは、免疫細胞を組織へ遊走させるのに必要な物質（化学走化性因子）で、ＣＣケモカインはその１分類です。このＣＣケモカインの、いわば受け皿がＣＣＲ４で、ＴｒｅｇやＴｈ２細胞上で優先的に発現します。

さて、ＣＣＲ４をもったＴｒｅｇは、がん局所に走って行って、がんの傘下に入り、がんを守る要塞の役割を担うことになります。すなわち、このＣＣＲ４を利用してキラーＴ細胞の走りを止め、がんへの攻撃を阻止します。

こうした免疫抑制を解除する薬剤に、「抗ＣＣＲ４抗体」があります。この抗ＣＣＲ４抗体を用いることで、がん局所のＴｒｅｇ（がんの手下のＴｒｅｇ）を選択的に除去することが可能で、その結果として抗がん免疫応答が増強することが認められています。ちなみに、ＣＣＲ４抗体は、成人Ｔ細胞白血病リンパ腫、末梢性Ｔ細胞リンパ腫、皮膚Ｔ細胞リンパ腫の治療薬として、すでに承認されています。

一方、がん傘下のＴｒｅｇが増殖・強化されている患者さんの体の中では、当然、キラーＴ細胞の活性は望むべくもありません。そんな劣悪状態の体に直接、免疫を賦活させる薬剤を投与しても、それは徒労に終わるだけです。

ですから、Ｔｒｅｇの除去と同時に、培養したリンパ球を注入することが大事なのです。

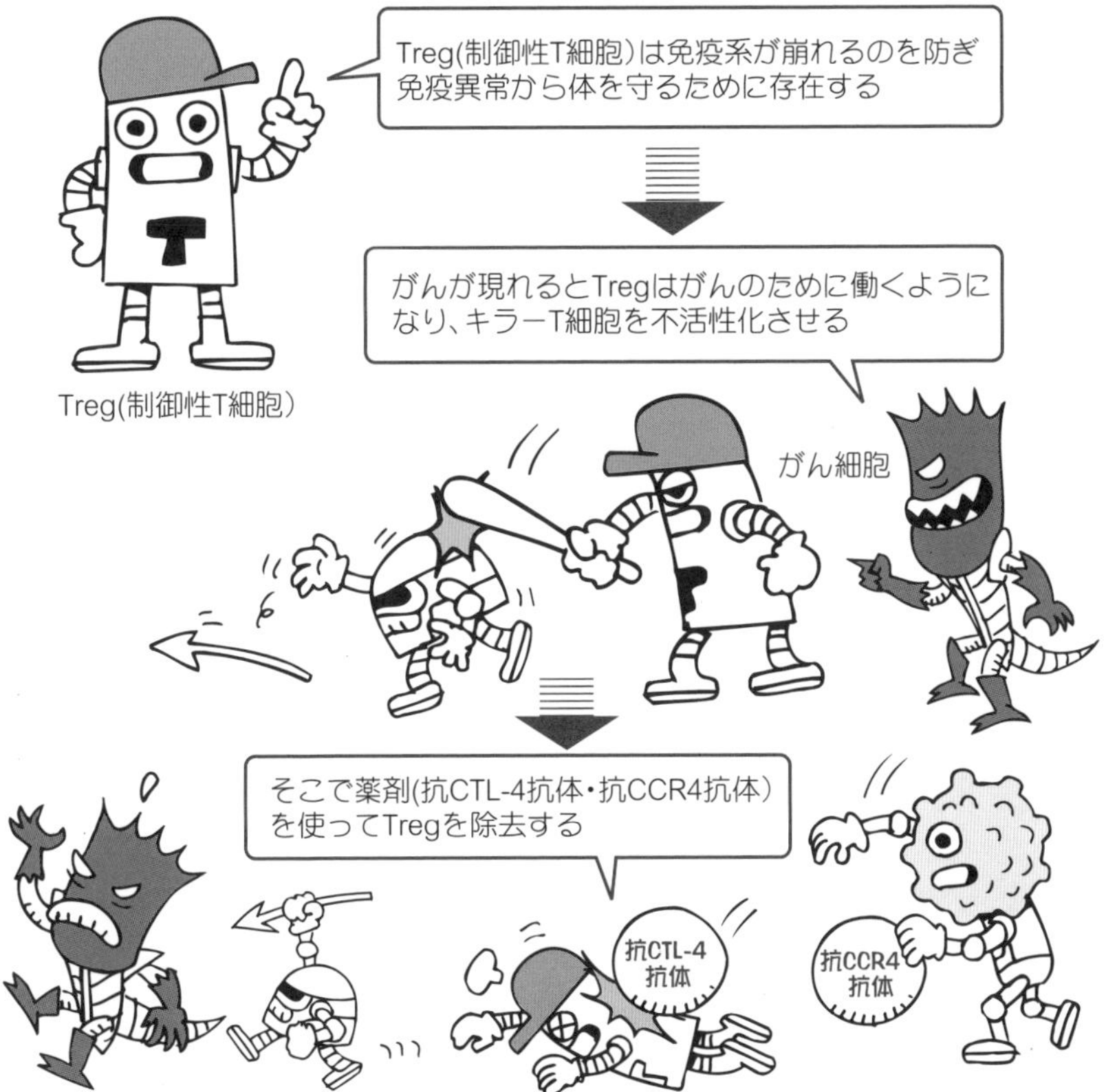

④ペプチドワクチンをしっかりがんに刺し込む

ペプチドワクチンをがんに突き刺す精度を上げる

第2章では、ペプチドワクチンの精度を上げることが大事だというお話しをしましたが、それに加えて重要なことは、そのペプチドワクチンをがんに「グイッと突き刺す」ということです。

樹状細胞やキラーＴ細胞に搭載したペプチドワクチンは、これらの免疫細胞ががんに近寄っただけでは、そう簡単に刺さりません。したがって、ワクチンを打ち込むときには強い火薬——起爆剤が必要なのです。

この起爆剤のことを「アジュバント（補助刺激）」といいます。

すなわち、アジュバントは、抗原と一緒に投与することで、抗原に対する免疫原性（免疫反応を引き起こす性質）を増強、加速、延長する薬剤で、このアジュバントがないと、ワクチンの効きが悪くなってしまいます。

アジュバントのターゲット

アジュバントのターゲットとして、近年注目をされているものに、ＰＲＲ（パターン認識受容体）と呼ばれる受容体があります。

ＰＲＲには主に、ＴＬＲ、ＮＬＲ、ＣＬＲ、ＲＬＲの4種類があって、これらは病原体の膜成分や病原体由来の核酸などの病原体関連分子パターン、あるいは傷害を受けた細胞の成分であるダメージ関連分子パターンにより活性化します。

そして、ＰＲＲが活性化すると自然免疫担当細胞はサイトカインといわれるタンパク質の分泌や、共刺激分子（Ｔ細胞を刺激する分子）の発現を誘導し、Ｔ細胞やＢ細胞の分化を促進することで、獲得免疫系を活性化します。

▼▲▼▲▼ 間接的な起爆剤

さて、起爆剤であるアジュバントが作用する仕組みには、大きく分けて2種類があります。

1つは間接的な起爆剤。すなわち、樹状細胞にペプチドワクチンをしっかり固定させるもの、起爆剤をセットする際の台座のような役割をするものです。

これには、

①リポソーム
②免疫刺激複合体
③QS－21
④アルミニウム塩（アラム）
⑤water-in-oil エマルジョン（モンタナイトなど）
⑥oil-in-water エマルジョン（MF59など）

があり、デリバリーシステムやナノ粒子などが、そのメカニズムになっています。

例えば、リポソームはワクチンのデリバリーシステム（体内の薬物分布をコントロールする薬物伝達システム）として最もよく使用されている合成リン脂質ですが、ペプチドワクチンをこのリポソームに封入することで、ペプチドワクチンだけを投与するよりも、効果的に抗がん免疫が働きます。

また、免疫刺激複合体は、サポニン、リン脂質、コレステロールを含んだアジュバントで、リポソームと同じようにドラッグデリバリーとして働き、細胞性免疫と液性免疫の両方を効果的に誘導します。その仕組みは、樹状細胞を直接活性化し、ヘルパーT細胞を誘導するとともに、クロスプレゼンテーション（48ページ参照）を介してキラーT細胞も誘導します。

直接の起爆剤

　前出の間接的な起爆剤に対して、もう1つのほうは「本当の起爆剤（直接の起爆剤）」です。つまり、これがPRRをターゲットにしたアジュバントです。

　PRRのアジュバントには、その受容体に特異的に結合する物質＝リガンドが使われます。

　すなわち、PRRリガンドには次のようなものがあり、それぞれ異なる効果があります。

①TLR1／2リガンド

　Treg（制御性T細胞）の抑制やキラーT細胞の活性化を介して、ペプチドワクチンアジュバントや抗がんアジュバントとして機能します。

②TLR3リガンド

　がんに特異的なキラーT細胞を活性化および誘導と、NK（ナチュラルキラー）細胞の活性化を促進します。

③TLR4リガンド

　TLR4リガンド分子は現在、HPV（ヒトパピローマウイルスワクチン）のアジュバントとして使用されています。また、新しい合成TLR4リガンドは、樹状細胞を活性化し、Th1型免疫応答（細胞性免疫）を惹き起こすことが報告されています。

④TLR7リガンド

　IFN（インターフェロン）を誘導し、細胞性免疫を活性化します。現在、膀胱がんの治療アジュバントとして第Ⅱ相試験が行われています。

⑤TLR9リガンド

　強力にTh1型免疫応答を誘導することから、ペプチドワクチンアジュバントとして有望視されています。

⑥STINGリガンド

　抗原特異的な抗体産生や、T細胞応答、キラーT細胞を誘導します。

その他のアジュパント

その他、免疫細胞治療で最も期待されているアジュバントの1つに、「CpG」という物質と「キノコ由来のベータグルカン」を合わせてつくったものがあります。

このアジュバントは、大量のIFNを誘導するとともに、Th1型免疫応答やキラーT細胞を誘導します。ちなみに、IFNは二次火薬のようなもので、それによって爆発の威力はさらに大きくなります。要は、少量で強い起爆力があるのが、この「CpG+キノコ由来のベータグルカンアジュバント」の特長なのです。

起爆剤、アジュバント!?
がん細胞
樹状細胞やキラーT細胞のペプチドワクチンは簡単には癌細胞までとどかない。
そこでワクチンを打ち込むときに起爆剤(アジュバント)を使う
腫瘍間質
樹状細胞
アジュバント
(補助刺激)
キラーT細胞
免疫細胞は増強、加速され
ワクチンの効きがよくなる
腫瘍間質
今だ!
突撃!

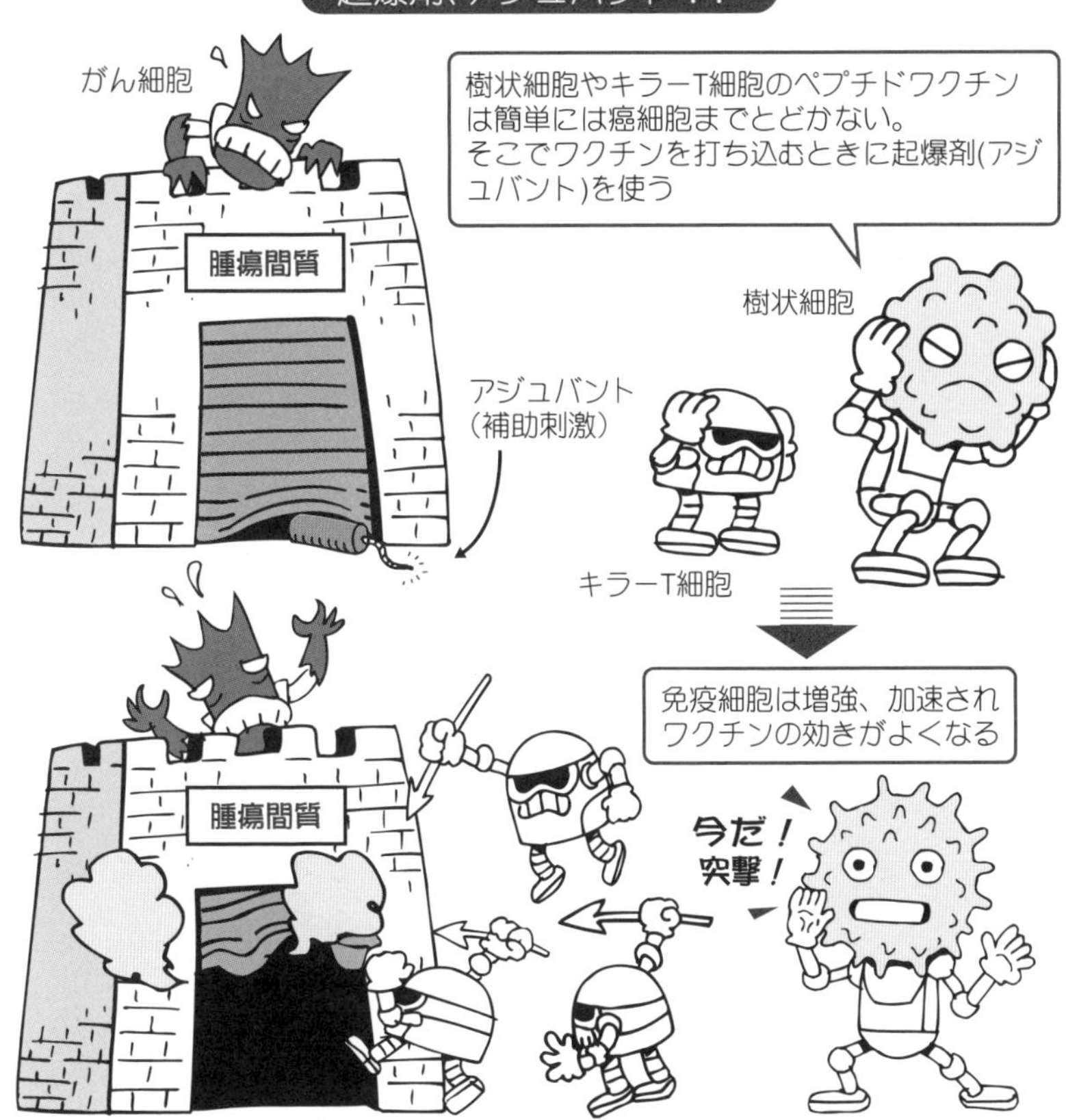

⑤メモリーT細胞が指向性をコントロールする

がんに対する正確な指向性

特異的免疫であるキラーT細胞や樹状細胞をつかった、がんペプチドワクチン治療を成功させるためには、ペプチドワクチンを「的確に突き刺す」ことも大事です。どんなに、そのワクチンが精度の高いものであっても、的外れな方向に飛んで行っては意味がありません。つまり、がんに対する「正確な指向性」が必要不可欠です。

そして、この指向性をコントロールしているのが、実はT細胞グループの一員であるメモリーT細胞なのです。

第1章でもお話ししましたように、メモリーT細胞は再度同じがんの目印（抗原）に出会うと、ただちに反応し、分裂・増殖し、迅速に免疫応答を誘導します。また、メモリーT細胞が有能なほど、キラーT細胞の働きがよくなるともいいましたが、それはメモリーT細胞ががんに対しての指向性をコントロールする役割を担っているからにほかなりません。

そこでポイントとなるのが、このメモリーT細胞を、

①培養で増やす
②体の中にもどして増やす

すなわち、2段階で増やすことです。

メモリーT細胞は、基本的にはがんによって抑制されている存在です。がんは、「自分のことを忘れてほしい」ということで、なんとかこれを抑え込もうとするわけ

です。ですから、まずは「培養で増やす」ことが必要なのです。

また、がん患者さんの体は、がんに都合のよい環境、いい換えれば、免疫細胞が育たない、活躍できない環境になっていますから、いきなり体の中でメモリーＴ細胞を増やそうとしても、容易にはできません。そのためにも体外での培養が重要となります。

成熟したメモリーＴ細胞

ここで大事なことは、がんに対する指向性をコントロールできるメモリーＴ細胞は、「エフェクターメモリーＴ細胞」と呼ばれる、成熟したメモリーＴ細胞だということです。

Ｔ細胞は、骨髄の中にいる造血幹細胞に由来し、胸腺へと移動して胸腺細胞となり、その後ナイーブＴ細胞として体循環系に入ります。このナイーブＴ細胞は、まだがんの目印（抗原物質）に出会ったことのない細胞で、休止期の状態にあります。

そのナイーブＴ細胞を活性化させるのが樹状細胞です。

実は樹状細胞も、最初は未熟な細胞なのですが、ひと度がんを発見すると、活性化して、成熟した樹状細胞に変身するのです。そして、がんの目印である抗原ペプチドとＨＬＡ（ヒト白血球型抗原）をもって、リンパ節のＴ細胞領域に駆けつけ、抗原提示を行い、同時にさまざまなサイトカインを放出します。すると、Ｔ細胞がそれを認識して、ナイーブＴ細胞が増殖を開始して、エフェクターＴ細胞（活性化されたＴ細胞）へと分化し、ヘルパーＴ細胞、キラーＴ細胞となる能力を獲得するのです。

エフェクターＴ細胞は、同じ抗原に持続的に曝されない限り、90％が1～2週間後には死滅しますが、一部の残存したＴ細胞はメモリーＴ細胞として存続していきます。メモリーＴ細胞は、ナイーブＴ細胞と類似した「幹細胞様メモリーT細胞」と、「セントラルメモリーT細胞」、「エフェクターメモリーT細胞」に分類され、セントラルメモリーT細胞がリンパ節にとどまり、がん抗原と出会うのを待つのに対して、エフェクターメモリーT細胞は、キラーT細胞と共に積極的にリンパ節に出て、抗原と出会いやすいところに移動します。そして、抗原に出会ったなら、すぐにキラーT細胞に分化して、攻撃を開始するのです。

▼▲▼▲▼ エフェクターメモリーT細胞

しかし、先述のように、がんがそれをみすみす見逃すわけがありません。がんは、至る所で、さまざまなじゃまを企てます。そのため、体の中では、なかなかナイーブT細胞からエフェクターメモリーT細胞に行き着くことが難しいのです。

このように、通常、ナイーブT細胞は、抗原刺激によってエフェクターT細胞になり、その一部がメモリーT細胞となるのですが、試験管内（体外での培養）では、ナイーブT細胞が直接メモリーT細胞に分化し、

①幹細胞様メモリーT細胞
②セントラルメモリーT細胞
③エフェクターメモリーT細胞

と、各分化段階へ不可逆的に進んでいきます。

▼▲▼▲▼ 樹状細胞治療＋リンパ球治療の効果

さて、体の中でエフェクターメモリーT細胞を増やすには、リンパ球治療と樹状細胞治療を併せて行います。

仮に、リンパ球治療だけを10回、20回行ったとしても、その場の治療だけで終わってしまいますが、樹状細胞治療と組み合わせることによって、治療パフォーマンスが良くなります。

また、その際「回数を重ねる」ことも大事です。1回の治療では、

メモリーT細胞はまだ未熟なものですが、段階を踏むことでエフェクターメモリーT細胞が完成してきます。

例えば、「樹状細胞治療＋リンパ球治療」を3セット行うと、かなり長期的にがんを監視する力をもちます。

つまり、リンパ球治療のみだと、

・がんへの到達率が低い
・持続しない

樹状細胞治療と組み合わせることによって、

・がんへの到達率がアップする
・記憶される（メモリー性がアップする）

ということです。

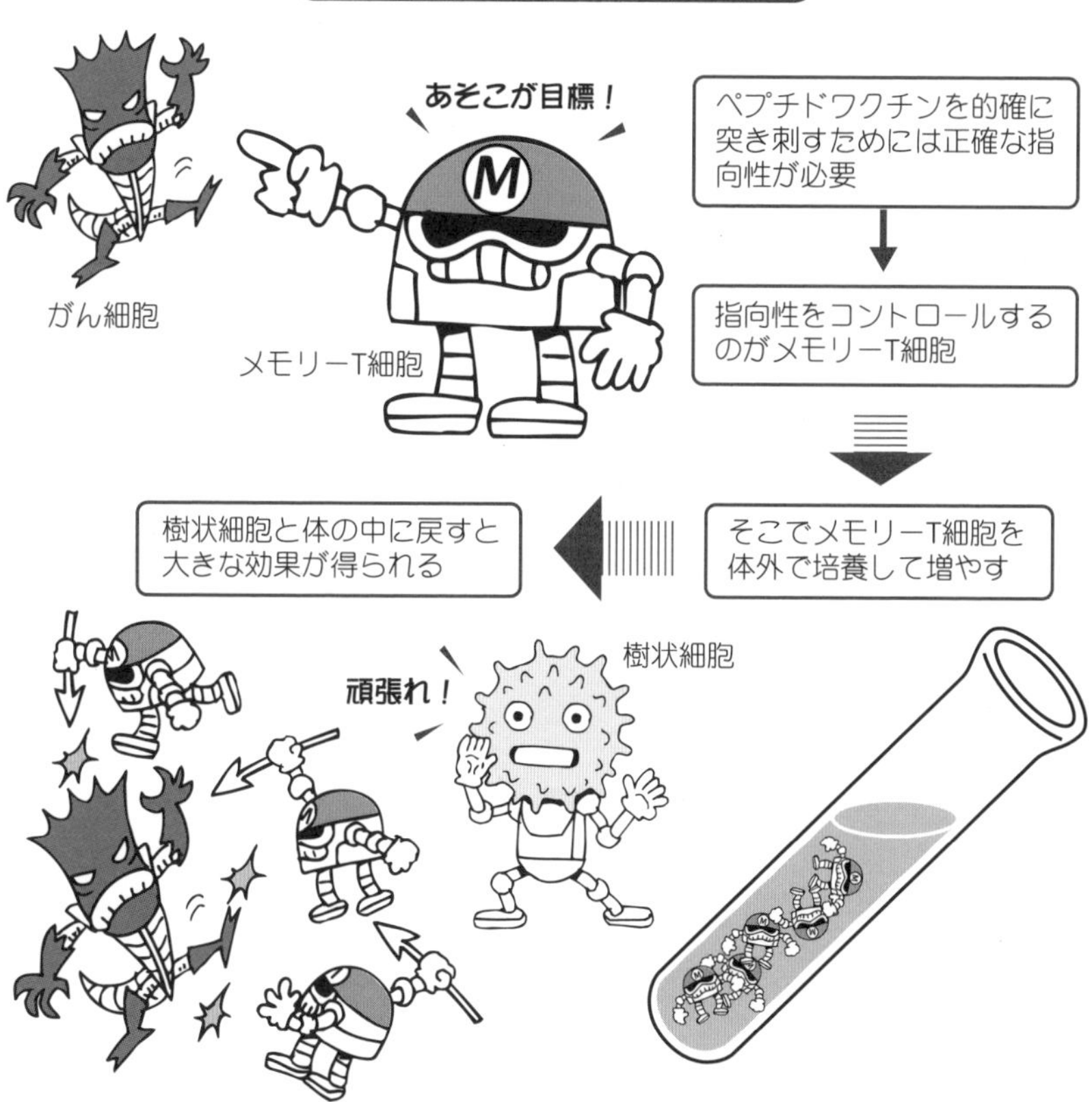

⑥免疫抑制分子の除去と対抗

がんから出る毒素

免疫細胞の軍団が、その力を十分に発揮して、がんをやっつけるためには、戦いやすい環境を整えることも重要です。

それにはまず、「がんの邪魔」を取り除きます。がんは、免疫細胞の攻撃をかわそうと、手を替え品を替え、その邪魔をします。その際、使われるのが「ＩＤＯ」や「ＰＧＥ２」などに代表されるさまざまな道具で、これらは「がんから出る毒素」＝「悪い物質」です。例えるなら、毒をたっぷり塗った手裏剣や、火炎瓶のようなものです。

免疫抑制分子ＩＤＯ

少し詳しく説明します。まず、ＩＤＯ（イド／*indoleamine 2,3-dioxygenase*）ですが、すでにお話ししましたように、がん細胞からはＴＧＦ－βが出ていて、このＴＧＦ－βがＴｒｅｇを誘導します。そして、ＴｒｅｇからはＣＴＬＡ－４が発現され、それが樹状細胞のＢ７分子に結合したときにでてくるのが、ＩＤＯという免疫抑制分子です。

ＩＤＯは必須アミノ酸であるトリプトファンを代謝し、キヌレニンという物質を合成します。正常組織では、胎盤に発現していて、トリプトファン欠乏に極端に弱いＴ細胞を抑制し、母体による胎児の拒絶を阻止する重要な役割をもっています。

ところが、がん患者さんでは、前出のような刺激によってがん組織でＩＤＯがたくさん発現します。それによって、トリプトファンがキヌレニンに代謝され、その結果、トリプトファンが欠乏状態となり、Ｔ細胞機能を抑制することになるのです。

PGE2の免疫抑制作用

ＰＧＥ２（プロスタグランジンＥ２）は、プロスタグランジンという生理活性物質の1種で、強い血管拡張作用によって、好中球、マクロファージといった免疫細胞の組織への浸潤を助長し、炎症を引き起こします。また、Ｔ細胞の1つであるＴｈ17の活性化に関与していることも報告されており、これらの炎症作用を通して、とくに慢性炎症によるがん化の過程に影響を与えていると考えられています。

他方、ＰＧＥ２は、強力な免疫抑制作用もあり、Ｔ細胞を活性化させるＩＬ（インターロイキン）－２とＩＬ－２受容体の発現を低下させ、Ｔｈ1免疫応答を抑制し、Ｔｈ2免疫応答を亢進させます。さらに、樹状細胞の分化・機能を抑制したり、Ｔｒｅｇを活性化するなど、免疫軍団が嫌がる悪さばかりをします。

免疫抑制作用にしっかり対抗する

こうしたがんが投げる手裏剣や火炎は、肺炎などの感染症を助長します。そして、感染症に罹患すると、手裏剣や火炎の勢いはさらに増してきます。つまり、ますます環境が悪くなります。がんが悪化するとは、まさにこういうことなのです。

この手裏剣や火炎瓶を防ぐには、例えばＩＤＯに対しては、ＩＤＯ阻害剤を使います。ちなみに、ＩＤＯ阻害剤としては、トリプトファン競合的阻害剤やＩＤＯの発現を抑制する薬剤が開発されています。

また、PEG2を標的とした治療薬としては、アスピリン、セレコキシブといった消炎鎮静剤が使用されています。

これらの薬剤はPGE2をつくり出す、COX-2と呼ばれる酵素を阻害する作用があり、免疫抑制解除が期待できるのです。

下手な治療はがんを悪化させる

がんが、激しく手裏剣や火炎瓶を投げてくるときには、それなりの理由があることが多いものです。それは「下手な治療」を行ったときです。

下手な治療とは、「キレが悪い抗がん剤」を使ったとき、放射線治療で「効きが悪かった」とき、手術で「取り残し」があったとき。すなわち、標準治療が失敗したときです。ですから、標準治療は、明らかに効果がある場合でない限り、行うと「よけい悪くなる」といえるのです。例えば、放射線治療をして、あまり効果がなかった場合、がんは「たまったものじゃない」といわんばかりに、手裏剣や火炎を投げて反撃に出ます。がんのしっぺ返しです。

同様に、例えば膵臓がんで手術をして、90%のがんを除去しても、10%が残っていたなら、それは大変な事態です。そこからの悪化のスピードは、とてつもなく速くなっていきます。そして、免疫にとって最悪な環境がつくられていき、それと同時に、がんの成長因子が活発化し、がんはどんどん大きく、強くなっていくことになるのです。

がんを攻撃しやすい場や形

もう1つ、免疫細胞が、がんを攻撃しやすい場や形をつくることも重要です。つまり、戦いやすい状況をつくることです。

それには、免疫応答そのものの増強を図ることも有効です。

現在は、例えば、がん細胞が増

殖するためのスイッチのような役割をするEGFR（上皮成長因子受容体）や、VEGFR（血管内皮細胞増殖因子受容体）をターゲットとするなど、さまざまな分子標的薬がありますが、それをうまく利用することで免疫が増強されます。このことは、少量の抗がん剤投与でも、同様なことがいえます。

また、最近、消化性潰瘍治療薬であるプロトンポンプ阻害剤や糖尿病治療薬であるメトフォルミンなどが、免疫増強の作用があることがわかってきました。標準治療に固執しないで、こうした薬剤を適応外使用することも必要であると考えます。

がんの怒りを静める！？

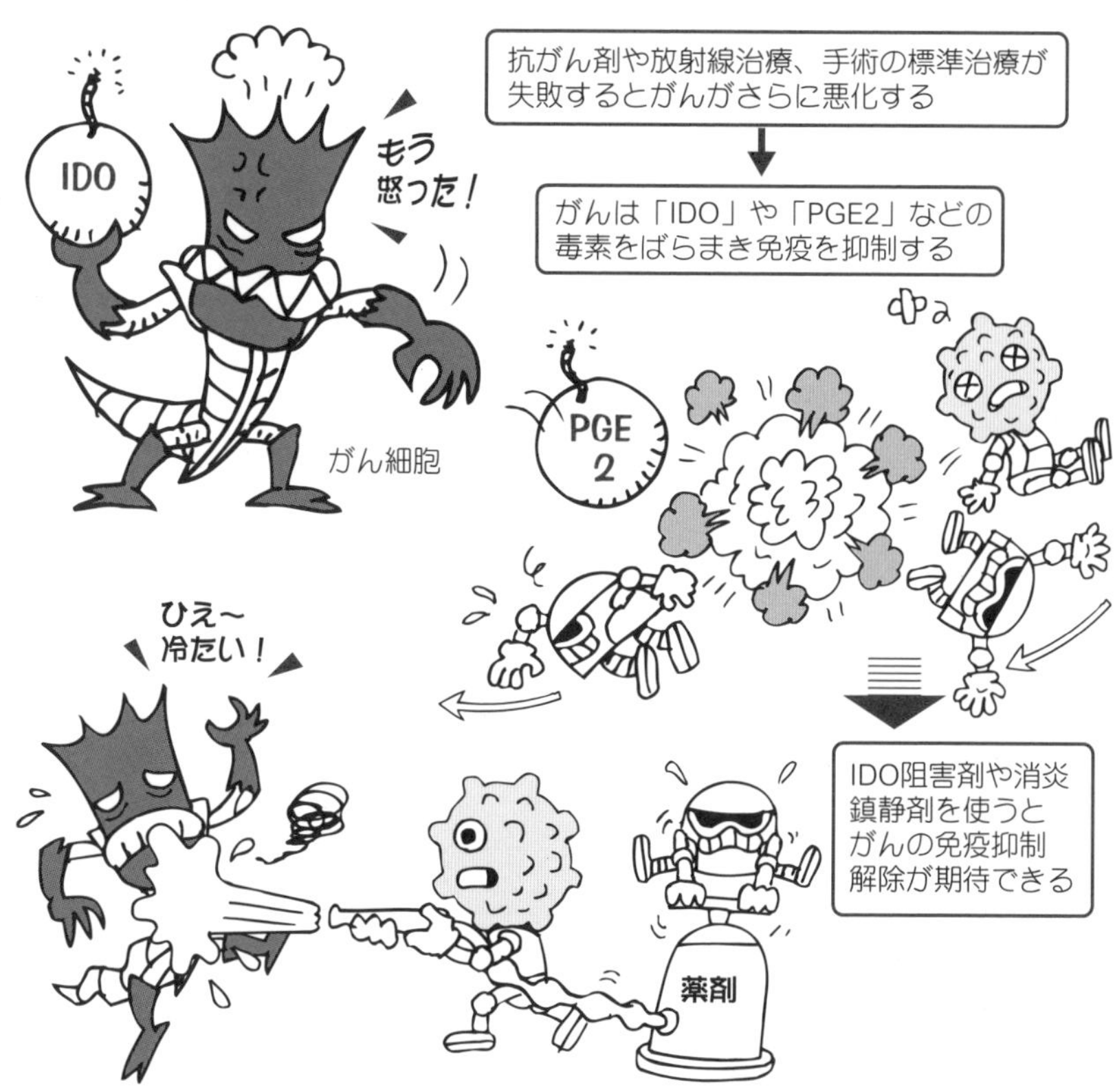

第4章　プレシジョン・ステップ④

がんの壁を破壊し、がんの力を削ぎ、がんを叩く

①がん治療はここまで進化した

免疫治療の成果とかつての限界

本来、近代医学の始めより、個々に備わった自分を守る力、すなわち免疫力でがんは治ると信じられてきました。しかし、第1世代の免疫治療である免疫賦活剤、また第2世代のインターフェロンなどのサイトカイン治療には失望感が強く、第3世代の非特異的リンパ球や第4世代の樹状細胞ワクチン治療で、ようやく臨床的に認められてきました。

そして、がんの目印である鍵穴（がん抗原）の情報を正確に掴み、それにピッタリ合ったペプチドワクチンを突き刺せば、「がんをやっつけることができる」というのが、免疫細胞治療の基本的な考え方です。しかし、その一方で、私たち免疫治療に取り組む医師が、この特異的なアプローチだけでは臨床上で画期的な効果が上がらない、という矛盾を抱えてきたことも事実です。がんの抵抗性は、一筋縄では解決できるものではありません。

だからこそ、多くの研究機関や医療機関では、さまざまな研究や治療法の改善が行われ、それは今も続けられているのです。

特異的免疫治療の威力

前部までの復習になりますが、例えば、第2章③でお話ししましたように、「がんは目印を隠してしまうから、特異的免疫は役に立たない」と、かつていわれたこともありました。しかし、最近になって、免疫刺激によってそれが表出してくることも明らかになりました。また、１００個のがん細胞の中で、鍵と鍵穴が合致する１個の成功例があれば、キラーＴ細胞は他のがん細胞も認識して、攻撃することがわかっています。「がんの抵抗性」ということを考えた場合、これも１つの解決法になることはいうまでもありません。

　また、ペプチドワクチンの効力が弱いのではないかということで、旧型の共通抗原ではなく、新しく表出した新生抗原をターゲットにしました。新生抗原は免疫原性が非常に高いことから、それにピッタリ合った新生ペプチドワクチンをつくることで、さらに大きな治療効果を手に入れることができました。

ブレーキ解除で飛躍的に治るようになった

　さて、がんの抵抗性の最たるものが「ブレーキ」です。

　その第１のブレーキはＰＤ－１。すなわち、キラーＴ細胞についているメインブレーキで、がんがそれを踏むことで、キラーＴ細胞はがんに対する攻撃を止めてしまいます。

　第２のブレーキは、がんの手先になった樹状細胞が踏むサイドブレーキのＣＴＬＡ－４です。これによってキラーＴ細胞は、がん攻撃の必要性を感じなくなって、動かなくなってしまいます。

　しかし、これらのブレーキを解除することで、キラーＴ細胞は怒涛のごとくがんに向かって走り出します。そして、その解除を行う免疫チェックポイント阻害剤も、最近多数開発されています。ちなみに、免疫チェックポイントの研究および阻害剤開発の先駆けは、ノーベル賞候補にもなった抗ＰＤ－１抗体薬（ニボルマブ）です。

第3のブレーキを見つける時代

さらに、第3のブレーキが存在します。例えば「mTOR」もその1つです。

先述しましたように、がん細胞は、飢餓などのストレスにおいて、生存に必要なエネルギー確保やタンパク質合成のために、細胞成分を分解して利用します。これをオートファジーといいますが、このオートファジーの調節において重要な役割を担っているのが、mTORという物質（リン酸化酵素）です。

mTORは、糖や脂肪が大好物で、これらの栄養成分が入ってきて刺激されると活性化します。さらに、mTORが活性化すると、オートファジーが駆動し、その結果、乳酸が大量に産生され、酸性の腫瘍環境がつくられます。そして、がん細胞の遊走、浸潤、免疫系からの回避、腫瘍血管新生の誘導や放射線耐性の獲得など、機能性分子として働きます。また、mTORは、抗がん免疫を抑制するとされていますが、その仕組みは明らかになっていません。

その他にも、いくつか第3のブレーキがあると考えられますが、それらは不明なブレーキです。しかし、治療の効果が上がらない場合、われわれ医師はそういう可能性を考えて、戦略を立てる必要があるのです。

免疫応答ステップ

それでも、まだ、治療困難ながんは存在します。それは、がんの周りの「分厚い壁（腫瘍間質）」によるものです。

有効ながん免疫応答が成立するためには、複数の免疫応答ステップが誘起され、スムーズに進む必要があり、これを「がん免疫サイクル」といいますが、このサイクルのどこかに問題があると、免疫細胞治療は効きません。

そして、なかでも一番障壁となるのが「分厚い壁」との戦いです。すなわち、血管内皮、腫瘍内間質細胞、腫瘍細胞外マトリックスなどの状態により、キラーT細胞ががん内部へ入れなかったり、がん組織の中で十分活躍できなかったり、あるいは死滅してしまうと、がんの治療は失敗に終わってしまいます。

当院のデータでは、前出の治療を行った場合、肺扁平上皮がんでは80％以上の患者さんが有効（がんが小さくなる、または消える）という結果が出ています。しかし、10～15％には効きません。それは、なぜかといいますと、今いいましたように、分厚い壁が原因なのです。

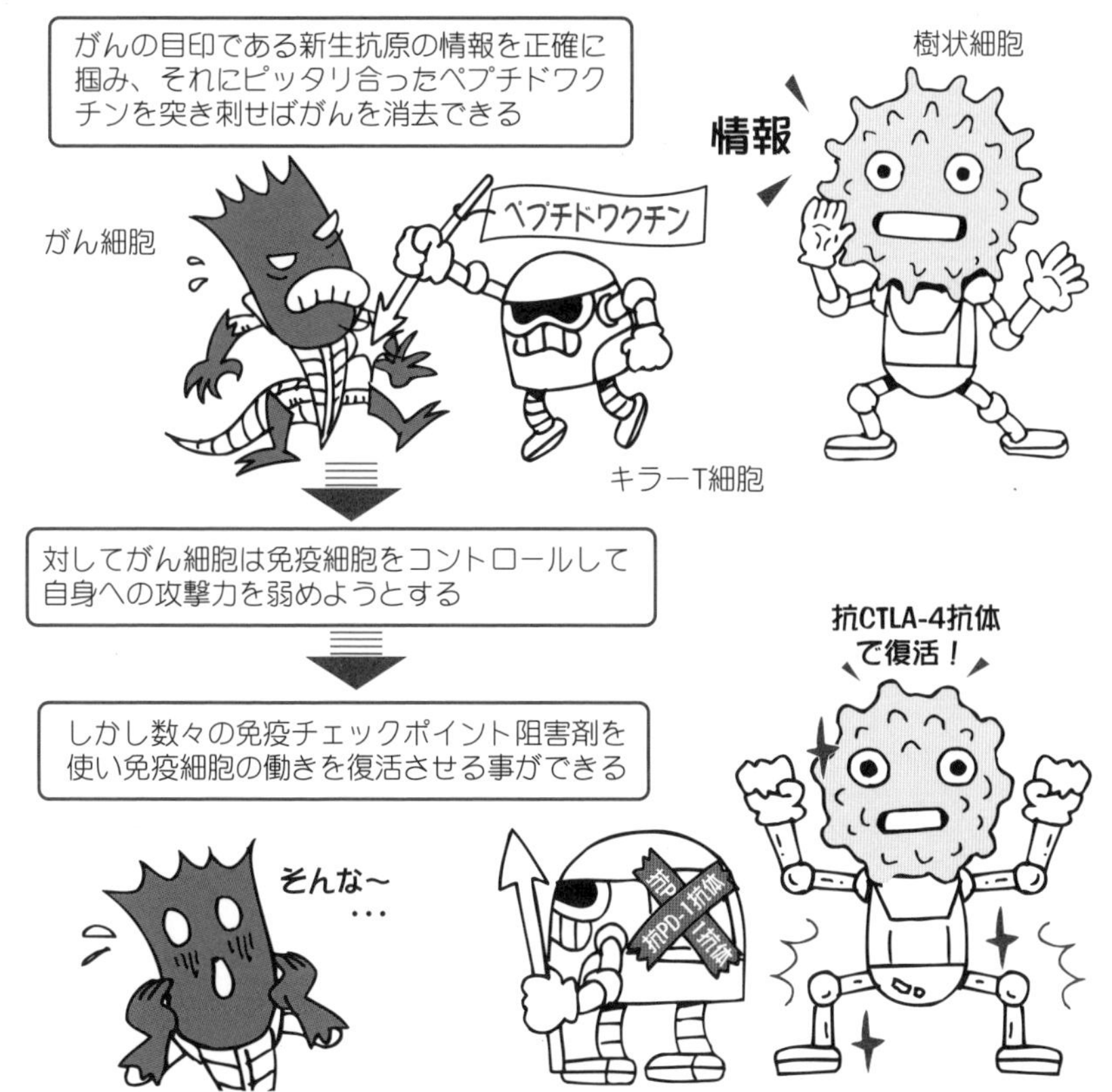

免疫治療の考え方（まとめ）
がんの目印である新生抗原の情報を正確に掴み、それにピッタリ合ったペプチドワクチンを突き刺せばがんを消去できる
樹状細胞
情報
ペプチドワクチン
がん細胞
キラーT細胞
対してがん細胞は免疫細胞をコントロールして自身への攻撃力を弱めようとする
抗CTLA-4抗体で復活！
しかし数々の免疫チェックポイント阻害剤を使い免疫細胞の働きを復活させる事ができる
そんな～…
抗PD-1抗体
抗PD-L1抗体

②がんの分厚い壁が一番の障害

がんの浸潤や転移の促進

前項でお話ししましたように、がん治療の大きな障壁に「がんの分厚い壁」があります。どんなに優れた新薬も、がんの分厚く強固な壁に阻まれては、その薬効を発揮できません。しかも、その壁は、がんが進行するにつれ、どんどん厚さを増していくのですから、始末におえません。

がんの壁については、第1章⑥や第2章⑥などでお話ししていますが、ここで復習も含めて、改めて説明したいと思います。

がん組織は、がん細胞とそれを取り巻く間質（腫瘍間質）から構成されています。

がんの80％以上は上皮組織の上皮細胞から生じますが、各々の上皮細胞は通常の状態では、強固な細胞間接着によって隣の上皮細胞と結合し、1層あるいは多層の上皮細胞層をつくっています。その基底側には基底膜があり、上皮細胞の構造的サポートと、極性形成に大きな役割を果たしています。そして、基底膜のさらに基底側には細胞外マトリックス（ECM）と、線維芽細胞、血管内皮細胞、免疫細胞などが混在する組織が形成されています。この組織が間質と呼ばれるものです。

なかでも、腫瘍間質における線維芽細胞は主要な細胞で、その多くが筋線維芽細胞の形質を示し、がん組織の構造および機能の調整を行っています。

以前、ＥＭＴ（上皮間葉転換）についてお話ししましたが、がんの周りに存在する線維芽細胞の少なくとも一部は、このＥＭＴを生じたがん細胞に由来する可能性が指摘されています。

また、腫瘍間質中の線維芽細胞からは、インスリン様成長因子、線維芽細胞増殖因子、肝細胞増殖因子などのがん増殖因子がつくり出され、直接的にがん細胞の増殖や生存が促進されます。また、肝細胞増殖因子はＥＭＴを誘導し、がんの浸潤や転移を促進させます。

▼▲▼▲▼ がん組織の細胞外マトリックスの改変

細胞外マトリックスは、コラーゲン、フィブロネクチン、ラミニン、プロテオグルカンなどが複雑に結合した細胞外に存在する超分子複合体で、ただ単に細胞間の隙間を埋めているだけではなく、細胞の立体的な配置や移動のための足場、細胞の分化、増殖、運動、生存に関わる信号伝達の足場としても機能しています。

しかし、正常組織とがん組織の細胞外マトリックスは、まったく異なるもので、がんは自分に都合のいい細胞外マトリックスをつくり上げてしまうのです。

がん組織における細胞外マトリックスの産生は、まず、がん細胞の刺激により、間質の線維芽細胞からのⅠ型コラーゲンの産生が促進されることから始まります。このⅠ型コラーゲンの増加は、多くのがん種で予後の悪さと相関することが報告されていて、腫瘍マーカーとして使用されているものです。

Ⅰ型コラーゲンの産生が活発になると、次にリシルオキシダーゼ（ＬＯＸ）という酵素によるコラーゲン線維の架橋の増加が見られ、それによってがん組織は硬い細胞外マトリックス環境に変質します。この「硬さ」が、細胞表面のインテグリンと呼ばれるセンサー分子の信号として、がん細胞に伝達され、がん細胞の浸潤を促進します。また、細胞性フィブロネクチンという線維芽細胞の産生も増加し、これもがん細胞の浸潤に促進的に働きます。

こうしてつくられたがん組織の細胞外マトリックスは、さらに、がんにとって都合のいいように改変されていくことになります。

転移のメカニズム

さて、がんの遠隔転移は、がん自らが基底膜を破壊することから始まります。そのための重要な役割を担っているのが、「細胞外マトリックス分解酵素＝マトリックスメタロプロテアーゼ（ＭＭＰ）」と呼ばれる酵素です。

そのＭＭＰを活発につくり出すのも線維芽細胞です。さらにＭＭＰは、生体内の血液線維溶解系因子であるプラスミンという酵素によって、活性化されることがわかっています。

また、がんによる基底膜の破壊は、アクチン線維と呼ばれる線維を基盤にした直径50～１００㎜の突起が、その分解能によって、膜の深部に伸展することで起こります。そして、この突起伸長が細胞外マトリックスに接着し、細胞の表面で細胞外マトリックスを分解。さらに、細胞収縮と伸長力の増加、細胞後縁の退縮と細胞移動を繰り返し、基底膜が壊されていくのです。

その結果、がん細胞が周辺組織へ浸潤したり、血管へ侵入したりして、遠隔臓器に転移が起こるというわけです。

スタートはがんを囲む壁を壊すことから

正常細胞の間質は、外からウイルスや異物、がん細胞などが入ってこないようにするための壁＝バリアです。

それに対して、がんにとっての壁は、キラーＴ細胞や樹状細胞といった免疫から自分を守るバリアであり、同時に正常細胞へ侵入するための足場なのです。そして、もう1つ、免疫細胞を跳ね返すという重要な役割もあります。

がん治療の主役として期待を集める免疫チェックポイント阻害剤や、性能のいいペプチドワクチンを用いた特異的免疫細胞治療も、このがんを取り囲む分厚い壁があったなら、その成功率が下がってしまいます。

したがって、この壁を崩壊させるにはどうしたらいいか？　その解決策が、次項よりお話しする「ファイバー・ブレーク治療」です。

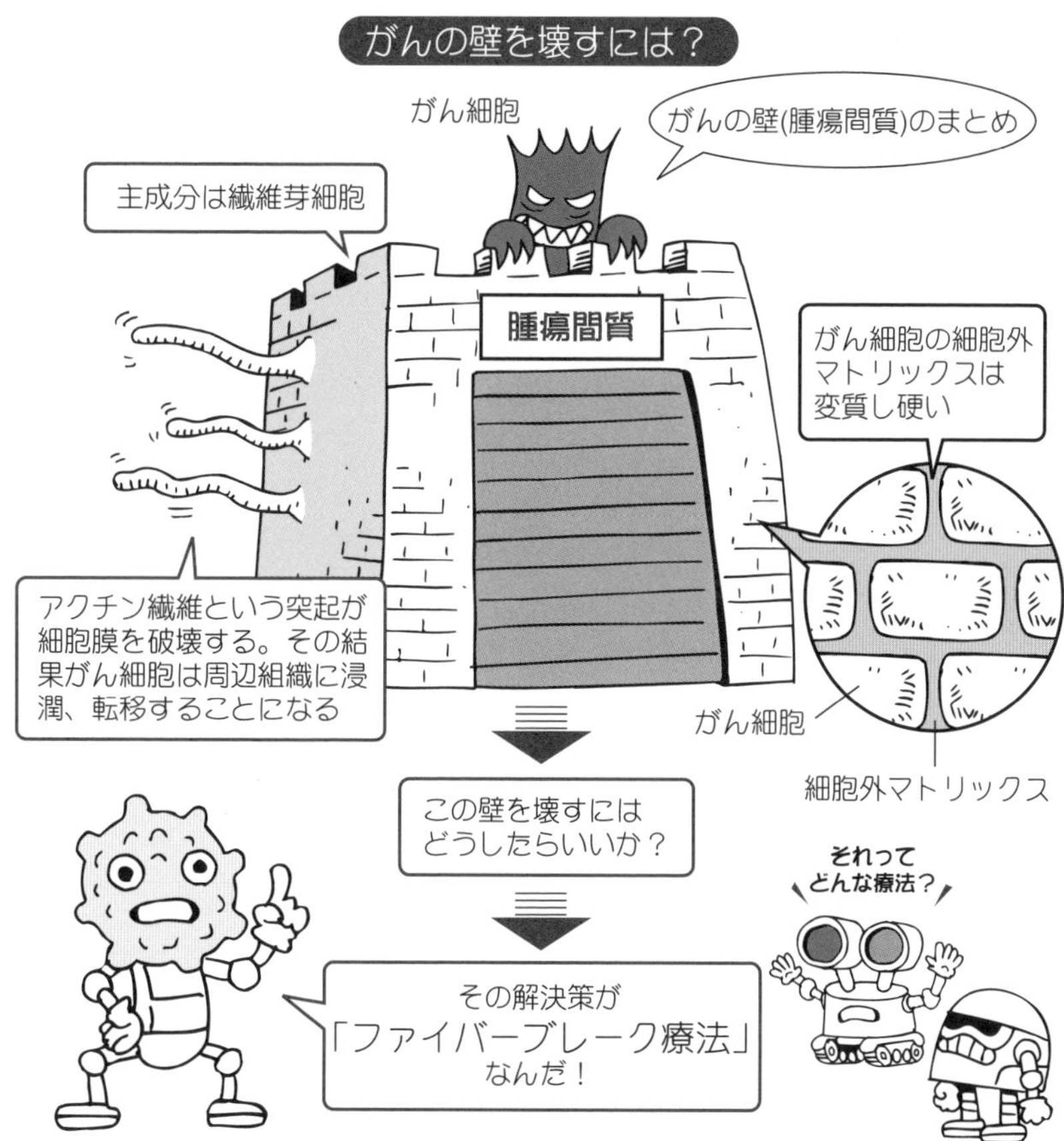

③ファイバーブレーク治療の実態
ステップ1　腫瘍血管封鎖

壁の軟化

がんの壁の構成要素は、

①腫瘍血管
②壁の躯体（骨組み）である線維芽細胞
③微細な活性物質

ですから、一気に破壊しようとしても、うまくいくものではありません。そこで、当院が行っているのが、「ファイバー・ブレーク治療」です。すなわち、3つの段階を踏んで、少しずつ確実に壁を壊していく治療法です。

まず、「ステップ1」では、免疫解析（治療のための免疫力と適応性の解析）の結果を踏まえて、適切な薬剤を選び、分厚い壁を柔らかくします。壁が軟化すれば、壁の解体がしやすくなるからです。

つまり、凝った肩を揉みほぐすのと同じで、ガチガチの腫瘍血管を封鎖して、正常血管の機能を回復させるのです。

がんは血管新生システムを無効にする

腫瘍血管は、がんがつくった新しい血管です。がんにはもともと血管はありませんが、それではがんが成長するための酸素や栄養を補給することができません。がんは血管がないと、一定のサイズ以上に大きくなることはできません。

そのため、がんは自ら新しい血管をつくって（血管新生）、周囲の正常血管から血液を引いてきて、必要な酸素や栄養を得て増殖していくのです。

そもそも血管新生は、体に備わっている生理的機能です。血管はいわば血液の通路であり、多くの血管が器官をつなぎ、循環系をつくりあげています。しかしながら、血管は個体発生のはじめからあったわけではなく、内皮前駆細胞（血管芽細胞）が成長因子や細胞外マトリックスからの刺激を受けて、形成されます（脈管形成）。血管新生は、こうしてできた血管から枝分かれして新しい血管がつくられることをいいます。

この血管新生は、成人では、子宮内膜で性周期に応じて（女性）、あるいは大きな傷ができて組織修復が生じるとき（創傷治癒）に起こりますが、普段はそれら以外では起こりません。

つまり、私たちの体は、むやみやたらに血管ができないように、制御システムが働いているのです。

ところが、がんは、この制御システムを無効にして、自在に新しい血管をつくり続け、どんどん大きくなり、転移を起します。そして、転移したがんは、また発育のために血管新生を起こすというわけです。

血管新生促進因子

血管新生が起こるためには、いくつかの段階がありますが、血管新生促進因子が産生されることが、その引き金となります。

血管新生促進因子には、ＦＧＦ（線維芽細胞増殖因子）、ＶＥＧＦ（血管内皮増殖因子）、アンジオポエチン、ＨＧＦ（肝細胞増殖因子）、ＰＩＧＦ（胎盤成長因子）など多数ありますが、なかでも最も強力で、生理的に重要な分子として知られているのがＶＥＧＦです。

ＶＥＧＦが血管内皮細胞の受容体に作用すると、血管内皮細胞はＭＭＰ（マトリックスメタロプロテアーゼ）を分泌します。ＭＭＰは血管の基底膜や間質成分を分解し、血管透過性（血管の中から血管の外へ出るときの出やすさ）を亢進させます。そこに血管内皮細胞が遊走、増殖することにより新しい管腔ができ、血管となります。

▼▲▼▲▼ VEGFの発現

がんが新しい血管（新生血管）をつくるときも、このシステムは変わりません。ただし、がんは無制限に成長するために、どんどん新生血管をつくる独自のシステムをもっています。

というのも、ＶＥＧＦは酸素が欠乏しているときに生成されるのですが、がんはそれを利用するのです。がんは、酸素が足りないことを感知すると、低酸素誘導因子（ＨＩＦ）というタンパク質を出して、ＶＥＧＦを誘導します。つまり、がんは自分でたくさんのＶＥＧＦをつくり出すことができるのです。

そして、さらに、がん化による遺伝子変異のために、低酸素とは無関係に、ＶＥＧＦの発現が高まります。

▼▲▼▲▼ 正常血管とがん血管の違い

さて、正常細胞とがん細胞には、当然のことながら大きな違いがありますが、同様に健常組織とがん組織の血管にも、大きな違いがあります。

最も顕著な違いは、その血管パターニングの規則性にあります。正常血管は、細動脈、細静脈、毛細血管の走行がかなり一定しており、多くの場合、平行に走っています。

それに対して、腫瘍血管では、血管の走行にまったく方向性がなく、不規則な蛇行や枝分かれを繰り返し、正常血管ではほとんどない血管の盲端（先端が閉じている）が見られます。

また、健常組織では、血管の密度は一定ですが、腫瘍血管では、高密度の所もあれば低密度の所もあるといったように、不均一です。

これは、がん組織の中では、血管新生促進因子が過剰であり、抑制因子が欠如している状態であるため、壁細胞を伴わない脆弱な血管が無秩序につくられているからです。すなわち、腫瘍血管は、早急な突貫工事でつくられた、手抜き工事の道路のような血管なのです。

しかし、それゆえに、腫瘍血管は「がちがち」なのです。硬い鉄線がぐるぐる巻きになっているような状態です。ですから、これを解きほぐして、柔らかくして、内側から弱体化させることが重要なのです。

ファイバーブレーク療法・ステップ１

分厚い壁（腫瘍間質）を柔らかくする

腫瘍間質
血管
ちょっとや
そっとじゃ
壊れない！

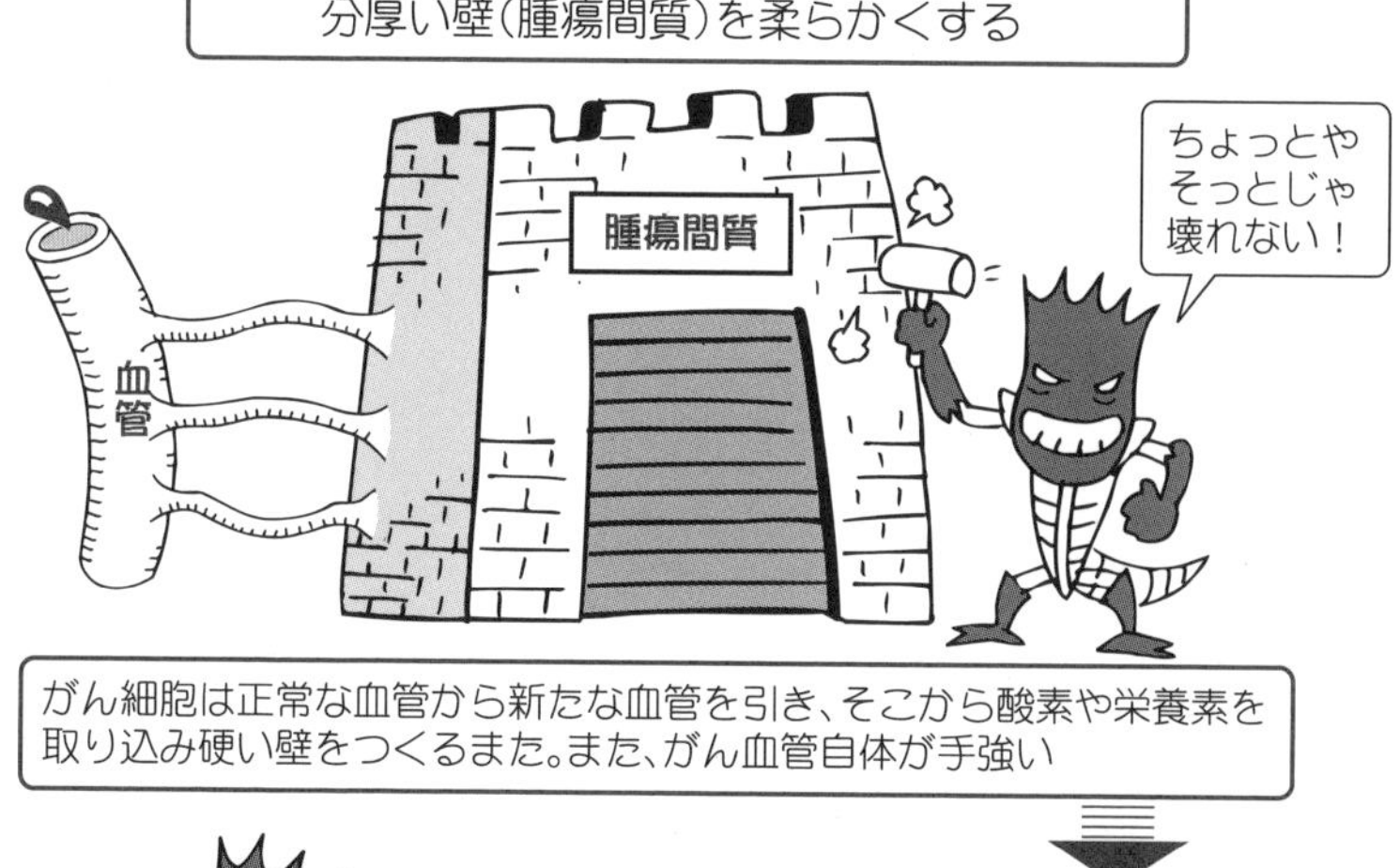

がん細胞は正常な血管から新たな血管を引き、そこから酸素や栄養素を取り込み硬い壁をつくるまた。また、がん血管自体が手強い

そこで薬剤を使って、血管からの
酸素や栄養補給をストップさせ
がんを弱体化させる
壁が軟化する
腫瘍間質
薬剤

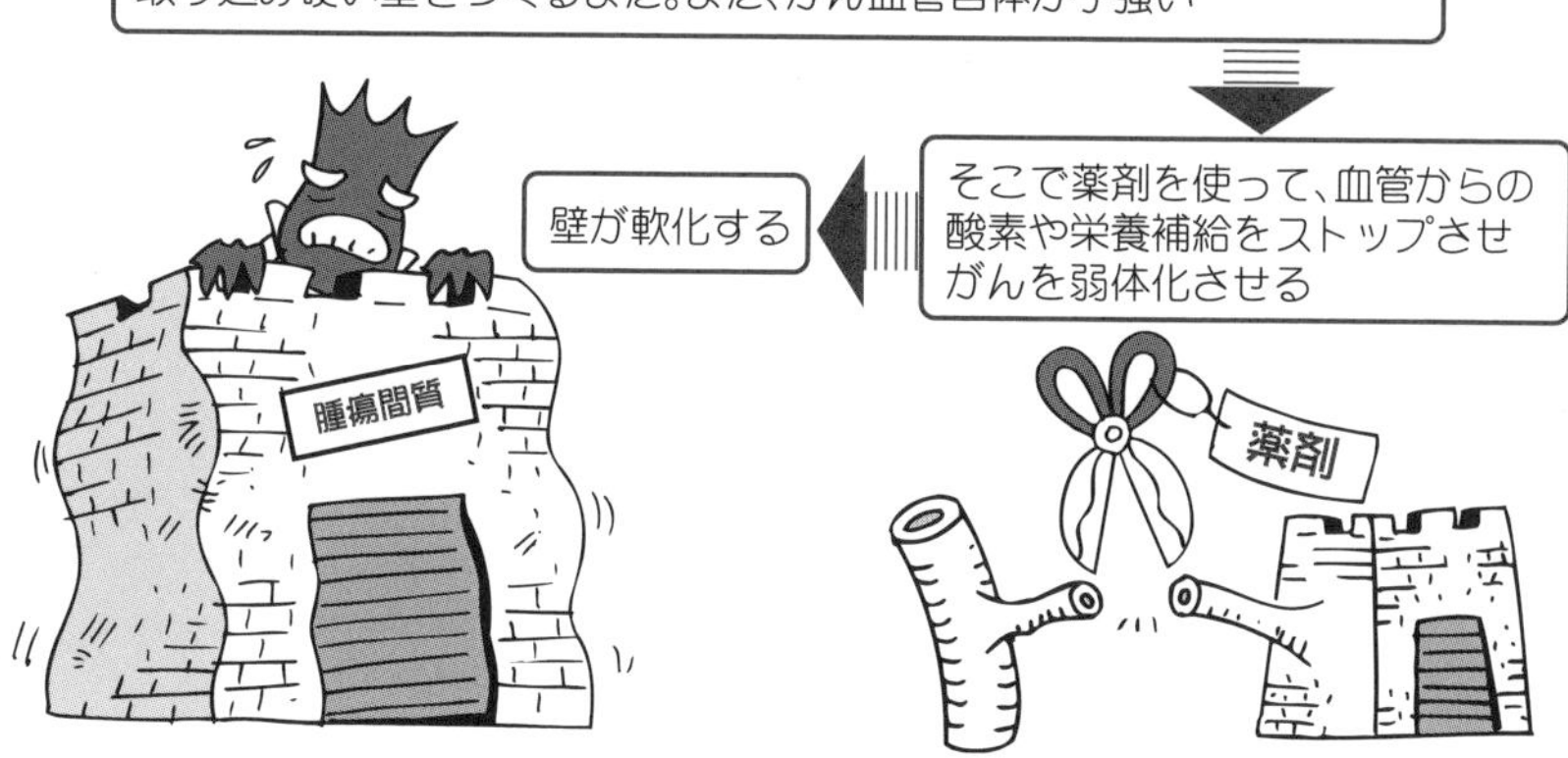

④ファイバーブレーク治療の実態
ステップ2　壁の骨組み解体

がんを守る線維芽細胞

「ステップ2」では、柔らかくなった壁の躯体、すなわち線維芽細胞（がん関連線維芽細胞）を「電離誘導」によって解体していきます。

がん塊に存在するがん関連線維芽細胞は、線維芽細胞、上皮細胞、血管内皮細胞、血管周皮細胞、星細胞、前脂肪細胞、骨髄由来間葉系肝細胞など、さまざまな種類の細胞から起源し、これらの細胞ががん組織に取り込まれ、がん細胞由来の増殖因子やサイトカインなどの作用によって、がん化の過程でがん関連線維芽細胞に分化します。

このがん組織内に存在する線維芽細胞は、さまざまなサイトカインや成長因子などをつくり出し、

・がん細胞増殖
・がん細胞死
・腫瘍血管新生
・血管透過性
・がんの浸潤と転移
・がん炎症
・がん免疫抑制
・がん新生
・がん細胞間葉化
・細胞外基質のリモデリング（再構築）
・治療抵抗性

などに影響しています。つまり、前にもお話ししましたように、がんの壁の骨組みである線維芽細胞は、がんを守り、がんの悪性化に大きく役立っている存在なのです。

がん悪性化を促進する

例えば、がん関連線維芽細胞は複数の「炎症メディエーター」を分泌します。

炎症メディエーターは、損傷された組織および炎症部位に浸潤した白血球や肥満細胞、マクロファージなどから出される生理活性物質で、血管透過性亢進、血管拡張、白血球の遊走・浸潤、組織破壊などの作用を引き起こすことが知られていますが、がん関連線維芽細胞から分泌される炎症メディエーターは、ＭＤＳＣ（骨髄性免疫抑制細胞）やＴｒｅｇ（制御性Ｔ細胞）、ＴＡＭ（腫瘍関連マクロファージ）などの免疫抑制細胞を誘導し、免疫系からがんを守る役割を果たしています。

がん関連線維芽細胞はまた、特定の経路やシグナルを介して、細胞外基質モデリングを活性化することによって、がん悪性化を促進させます。

さらに、ＭＭＰ（細胞外マトリックス分解酵素）などをつくり出し、これによって細胞外基質を破壊して、ＴＧＦ－βやＶＥＧＦ（血管内皮細胞）などの産生や放出を促し、がん細胞の浸潤・転移、血管新生を促進します。

こうしたことから、線維芽細胞は絶対に破壊しなければならない存在なのです。それが躯体の解体ということです。要は、ステップ1でがんの栄養補給を断って弱体化させた壁に、さらなるダメージを与えるわけです。これによって壁は、もはやその形をとどめておくことができず、壁としての機能を果たすこともできなくなります。

骨組みの解体は温熱治療

躯体の解体は、電離誘導で行います。つまり、温熱治療です。

温熱治療には2種類あって、1つは遠赤外線などにより、熱そのものを直接、患者さんの体に加える「直接加温」、もう1つは電子レンジと同じ原理で、電磁波を流して発熱させる「間接加温」があり、また別の分類のしかたとして、体全体にがんが転移している場合などに行う「全身温熱」と、電磁波で病巣部を加温する「局所温熱」があります。

ステップ2で行う電離誘導とは「間接加温×局所温熱」、すなわち、電磁波を扇型に放散させる局所タイプの温熱治療（局所タイプ電離治療）です。

がん細胞の核は分子量が高く、電磁波を放散すると、細胞内に熱を溜め込み、自ら熱を発しやすい性質をもっています。

つまり、がん細胞は、正常細胞と比較して、核が非常に大きく、正常細胞は水分（細胞質）が多いという性質・構造上の違いがあります。したがって、がんは電気抵抗が大きいため、熱に弱く、その反対に正常細胞は熱に強いのです。

局所タイプ電離治療は、この電気抵抗の差（オームの法則）を利用した治療法です。

電離放散で壁はその強度を失う

電離誘導によって電磁波を流すと、電気抵抗が大きいがん細胞は42～46℃に、正常細胞は38～39℃に加温されます。

42℃以上という熱は、がんやがんの壁がアポトーシス（自死）を起こす温度です。また、38～39℃というのは、リンパ球や樹状細胞が活性化される温度です。

ちなみに、炎症反応による発熱の場合は、それが長く続くと、体の中でプロスタグランジンという物質が発現し、やがて免疫力が低下して、免疫反応が終焉に向かってしまいます。しかし、電離誘導の治療は、人工的に外部から加える熱ですから、病気などによる炎症反応とはまったく違います。ですから、これによって弊害が生じるようなことは一切ありません。

さて、こうした電離放散によっ

て、壁の骨組みが解体されると、壁はその強度をなくして崩壊します。

これまで壁に跳ね返されていた免疫軍団が、これでようやくがんに近づける状態になるというわけです。

ただし、電離治療は、正常細胞にダメージを与えずに行わなければなりません。したがって、この治療を行う場合、計画する医師ががんの壁と正常組織との構造上の違いを熟知していることが前提となります。

ファイバーブレーク療法・ステップ2
壁の骨組みを解体する
電離誘導によって壁を解体する。電離誘導で電磁波を流すと電気抵抗の大きいがん細胞は42～46℃に加温される
42℃以上でがんやがんの壁がアポトーシス(自死)を起こす
熱い・・・
間接加温＆局所温熱で発熱させるよ！
ピシ・・・
ピシ・・・
強度をなくした壁は崩壊する
本体発見！
寒い・・・
攻撃！

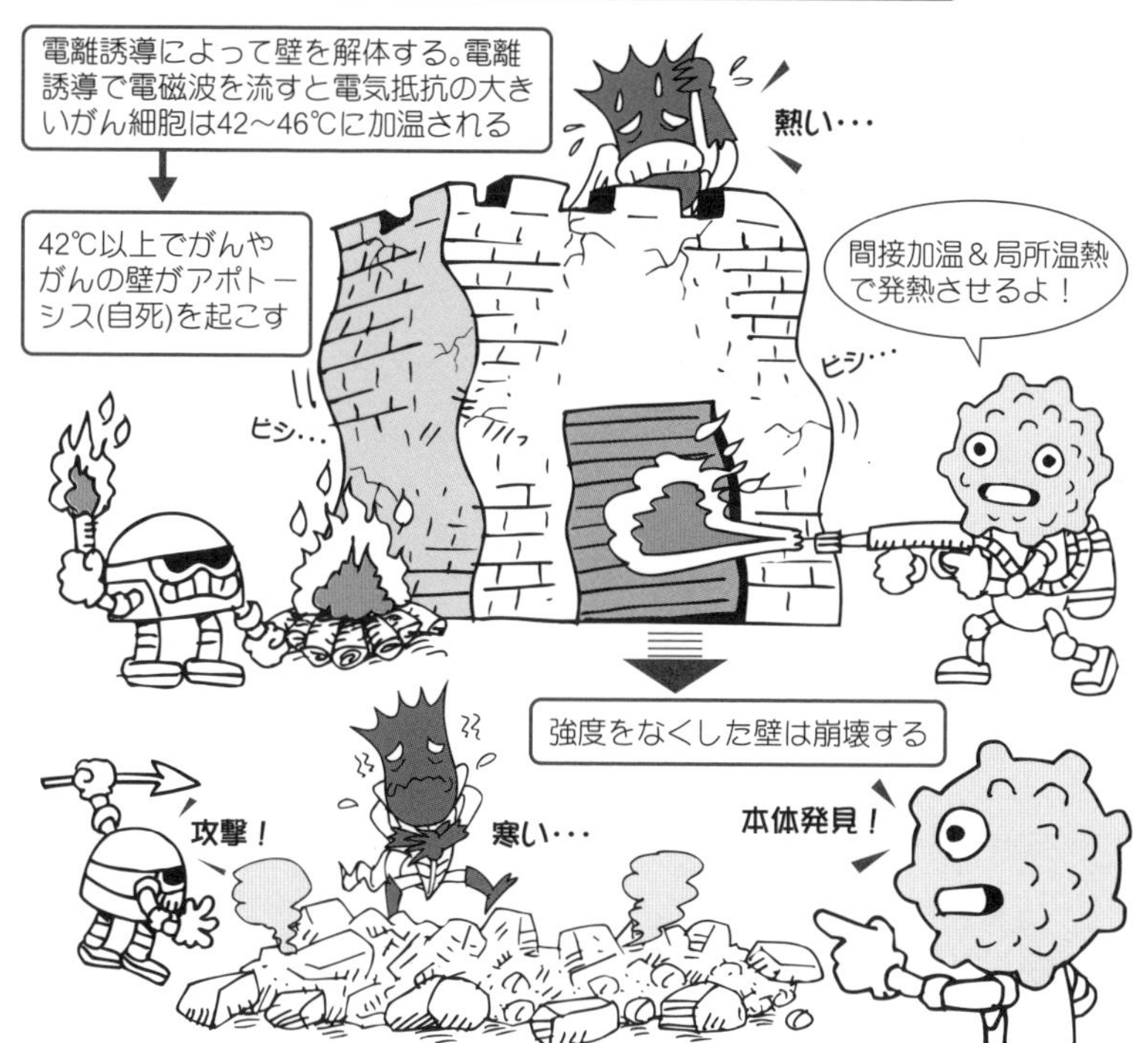

⑤ファイバーブレーク治療の実態
ステップ3　微細な悪性活性物質除去

壁に潜む活性物質を取り除く

「ステップ3」では、解体した壁の中に潜んでいる微細構成を取り除きます。壁を弱体化させ、その鉄筋を壊しても、中に残っている活性物質をそのままに放っておくと、また壁が構築されてしまいます。

それはあたかも、映画の「破壊されると瞬時に自己修復する殺人サイボーグ〝ターミネーター〟」のようです。

そのため、細部にわたって分解処理を行うことが重要なのです。

壁の本尊

微細構成とは、炎症性マクロファージやＴＡＭ（腫瘍関連マクロファージ）などの炎症性細胞で、これらは壁の中にいて、壁を取り仕切っている、いわば「壁の本尊」です。この本尊が生き長らえている限り、がんは、まだまだ安泰というわけなのです。

さて、がん組織における炎症性細胞の浸潤は、古くから観察されており、近年では、慢性炎症が、細胞のがん化やがんの増殖・悪性化を招くことが、わかってきました。炎症性細胞からはＴＮＦ－α（腫瘍壊死因子）やＩＬ（インターロイキン）－1、ＩＬ－6などがつくられますが、これらサイトカインは炎症反応を持続させる分子など、さまざまな作用分子を誘導することで、炎症反応の組織化を助けます。

炎症性細胞を見逃すな！

とくに、炎症性細胞の中心的存在ともいえるＴＡＭは、壁の中に即座に腫瘍血管をつくろうと、奔走します。がん細胞に兵糧を早く届けようというわけです。

すなわちＴＡＭは、ＶＥＧＦ（血管内皮増殖因子）やＰＤＧＦ（血小板由来成長因子）などの血管形成の促進や調節を行う多くの因子および、サイトカイン、ケモカイン（サイトカインの1種）、プロテアーゼ（タンパク質分解酵素）といった物質をつくり出して、放出します。

さらに、ＴＡＭは、ＨＩＦ（低酸素誘導因子）などの低酸素誘導性の転写因子の誘導によって、低酸素に順応するとともに、血管新生に関与する因子群の発現を誘導します。

また、ＩＬ－10、ＴＧＦ－β、ＰＧＥ2（プロスタグランジンＥ2）などの炎症性因子をつくり出すことや、Ｔｒｅｇ（制御性Ｔ細胞）の浸潤を促すことで、抗がん免疫を抑制することがわかっています。

このように炎症性細胞は、がん細胞に都合のよい微小環境を提供するために、再び「分厚い壁」をつくろうとするのです。

最終ミッション

そこで最終段階では、この炎症性細胞を取り除くことがミッションとなります。つまり、さらに壁を細かく砕いて、再生不能な状態にまでするということです。

それには主に、パルス式熱線照射で壁の中身を融解に導いたり、超音波で粉砕するといった方法を用います。

ファイバー・ブレーク治療の基本は3コース

「壁を軟化させる」→「壁の躯体を解体する」→「壁の中の微細構

成を取り除くと」いう、3ステップで行うこのファイバー・ブレーク治療は、免疫チェックポイント阻害剤や、ペプチドワクチンを使った樹状細胞治療、リンパ球治療と呼応して、最適なタイミングで行うことが肝要です。

治療に要する時間は90～120分で、これをおよそ2～4週ごとに3セット（1コース）行うことを推奨しています。ただし、その回数やタイミングは、壁の厚さや強固さによって、個人差があります。

殺がん性の強いペプチドワクチン治療の開始

ファイバー・ブレーク治療によって、これまで破壊することが困難だった分厚い壁が取り除かれた後は、切れ味のよい治療法が必要です。そこで、いよいよ出番となるのが、免疫チェックポイント阻害剤や、殺がん性の強いペプチドワクチンです。前に詳しくお話ししていますが、当院付属の研究所「*Astron Institute*」では、がんの変異にも対応できる免疫的攻撃力のとても高いペプチドを開発し、治療に用いています。

また、ペプチドの解析（がん抗原ペプチド同定検査）を行い、そのとき、その患者さんに最適なペプチドを使うことで、大幅に治療効果を上げています。ちなみに、「*Astron Institute*」は、関東信越厚生局より「特定細胞加工物製造事業者」として認定を受けています。

さて、昨今、がんの目印（がん抗原）の特質が解明され、樹状細胞を介した強力なペプチドワクチンにより、罹患したがんの特異的なキラーT細胞を体内に誕生させ、がんを攻撃することが可能になりました。

しかし、それだけでは、がんが消失しないケースが少なくありませんでした。その原因は第3章①②でお話しした免疫チェックポイントのPD－1やCTLA－4などです。

すでにご承知の通り、PD－1

はキラーT細胞のメインブレーキ、CTLA－４はサイドブレーキで、このブレーキをがんが直接、または間接的に踏むと、キラーT細胞は停止してしまいます。そして、そのブレーキを解除するのが、免疫チェックポイント阻害剤で、とくにメインブレーキ解除のための抗PD－１抗体と新生ペプチドとの併用によって、従来よりも奏功率は格段にアップしてきました。

この治療に、ファイバー・ブレーク治療を加えることで、免疫治療は自信のもてる治療になりました。延命やQOL（生活の質）の改善ではない、完治をしっかり目指す治療法と期待しています。

ファイバーブレーク療法・ステップ３
解体した壁の中に潜む炎症性細胞を破壊する
がん細胞
がんばれ
がんばれ！
炎症性細胞は、がん細胞に
都合のよい環境を提供する
ために、再び「分厚い壁」
をつくろうとする
炎症性細胞
（炎症性マクロファージ、TAMなど）
熱線照射
超音波
そこでパルス式熱線照射
で壁の中身を融解させた
り、超音波で再生不能な
状態まで粉砕する
ああ・・・
最後の望みが・・・

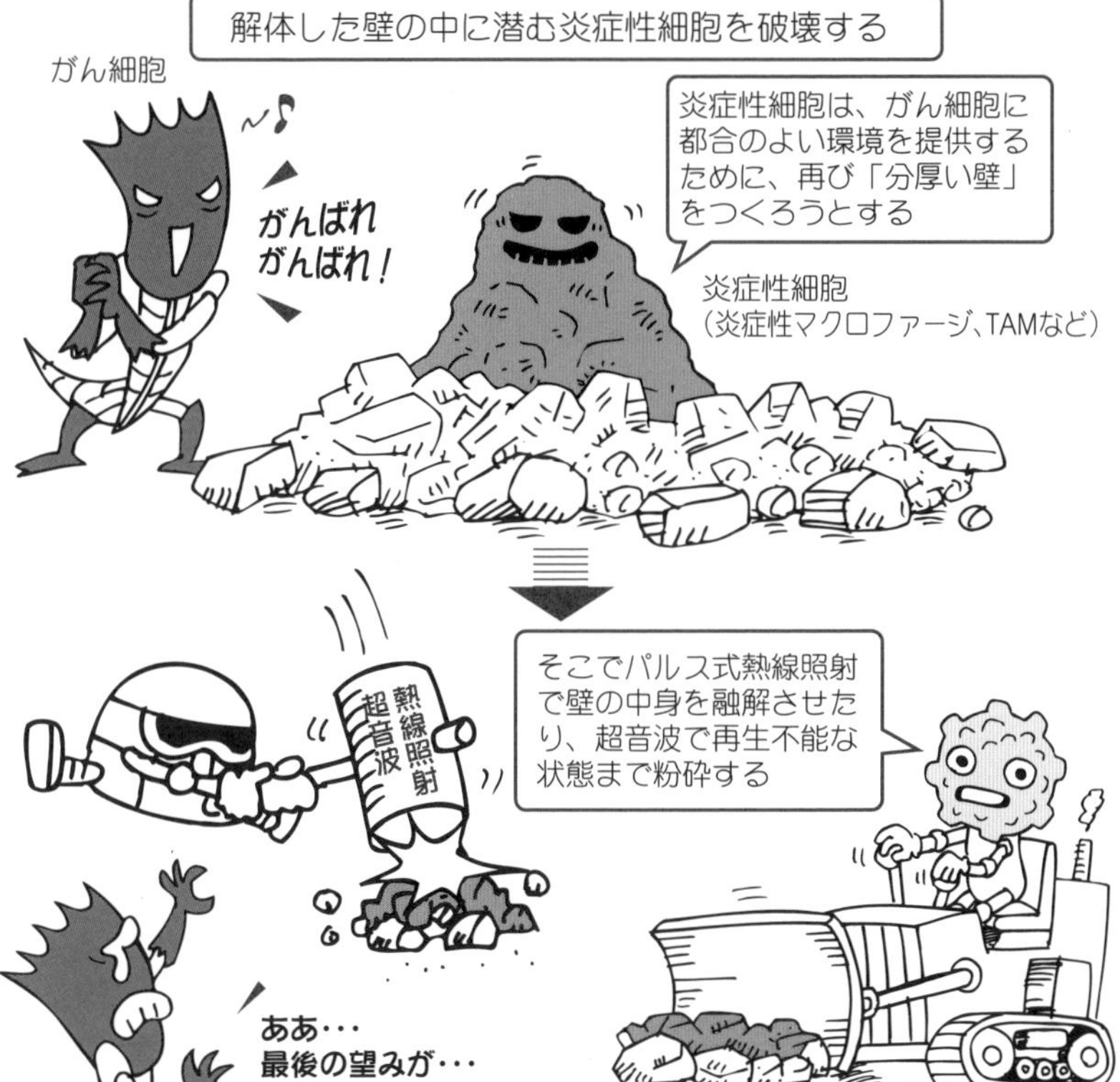

第5章

プレシジョン免疫治療の成果

ある朝、がんがすっきり消えていた

症例1

卵巣がん（漿液性嚢胞腺がん）

Aさん　50歳代・女性

抗ガン剤でダウンステージできたが……

Aさんは、2005年4月に卵巣漿液性嚢胞腺がんと診断。卵巣がんは、できたがん細胞の組織型（形）により、大きくは、

(1)漿液性腺がん
(2)粘液性腺がん
(3)透明細胞がん

の3つに分類されますが、このうちもっとも多いのは漿液性腺がんで、このタイプは抗がん剤が効きやすい卵巣がんの代表格です。

4月の診断時点で、Aさんの卵巣がんのステージは3でした。そこで、主治医からダウンステージ（病期を下げる）をしてから手術をしましょうという提案があり、まずは抗がん剤治療を受けることになりました。

抗がん剤治療は、卵巣がんの標準治療であるタキソールとカルボプラチンの併用で、5月から2ヵ月間の2コース。

その結果、がんはステージ2まで縮小し、9月に卵巣切除術（卵巣と卵管、そして子宮も含めた全摘手術）および、骨盤内のリンパ節郭清（リンパ節切除）を行いました。

そして、10月からは再発予防のために、タキソール+カルボプラチンの抗がん剤治療を6コース受けたそうです。

ところが、その治療の終了後の2006年5月、CT検査を受けると、大動脈のリンパ節に直径1~2㎝の転移が2個みつかりました。そこで6月に、大動脈リンパ

節郭清術を行い、7月から予防的にタキソテールを用いた抗がん剤治療を6コース（約半年間）行いました。

主治医と決別

この手術をしてから、Aさんの腫瘍マーカーは、ずっと陰性でした。

しかし、２０１５年5月、

・ＣＡ１２５が２６０Ｕ／㎖（正常値35Ｕ／㎖）
・ＣＡ19が１７０Ｕ／㎖（正常値37Ｕ／㎖）

と、腫瘍マーカーが上昇。

ＣＴを撮ったところ、

・左骨盤壁に２×５㎝の腫瘍
・左肺に１～２㎝の腫瘍が３個
・右肺に１～２㎝の腫瘍が２個

再発がみつかりました。

完治9年後の再発でした。

そこで6月からドキシルとアバスチンの併用治療をスタート。この組み合わせは当時としては、最強の抗がん剤治療でした。

特にドキシルは当時、卵巣がんに一番効くといわれた新しい抗がん剤です。しかし、その一方で白血球減少や脱力感、肝機能障害など、副作用も非常に強い薬剤です。

このドキシル＋アバスチンの治療は6コース行われました。ところが、6コースが終わって検査をしたところ、

・ＣＡ１２５は７３０Ｕ／㎖
・ＣＡ19は５１０Ｕ／㎖

に上昇。ＣＴ検査の結果は、

・左骨盤壁の腫瘍は３×７㎝
・左肺の腫瘍３個は２～３㎝
・右肺の腫瘍２個も２～３㎝

と、すべて増悪していたのです。

つまり、抗がん剤が薬剤耐性で、効かなくなってしまったのです。

主治医からは、「もう方法がない。あとは、やるとしたらＣＡＰ療法（古いタイプの治療）も考えられるが、シスプラチンなどのプラチナ系の抗がん剤は、以前使用しているので、効きが悪いだろう」といわれたそうです。

それでAさんは、免疫治療を受

再発後の治療経過

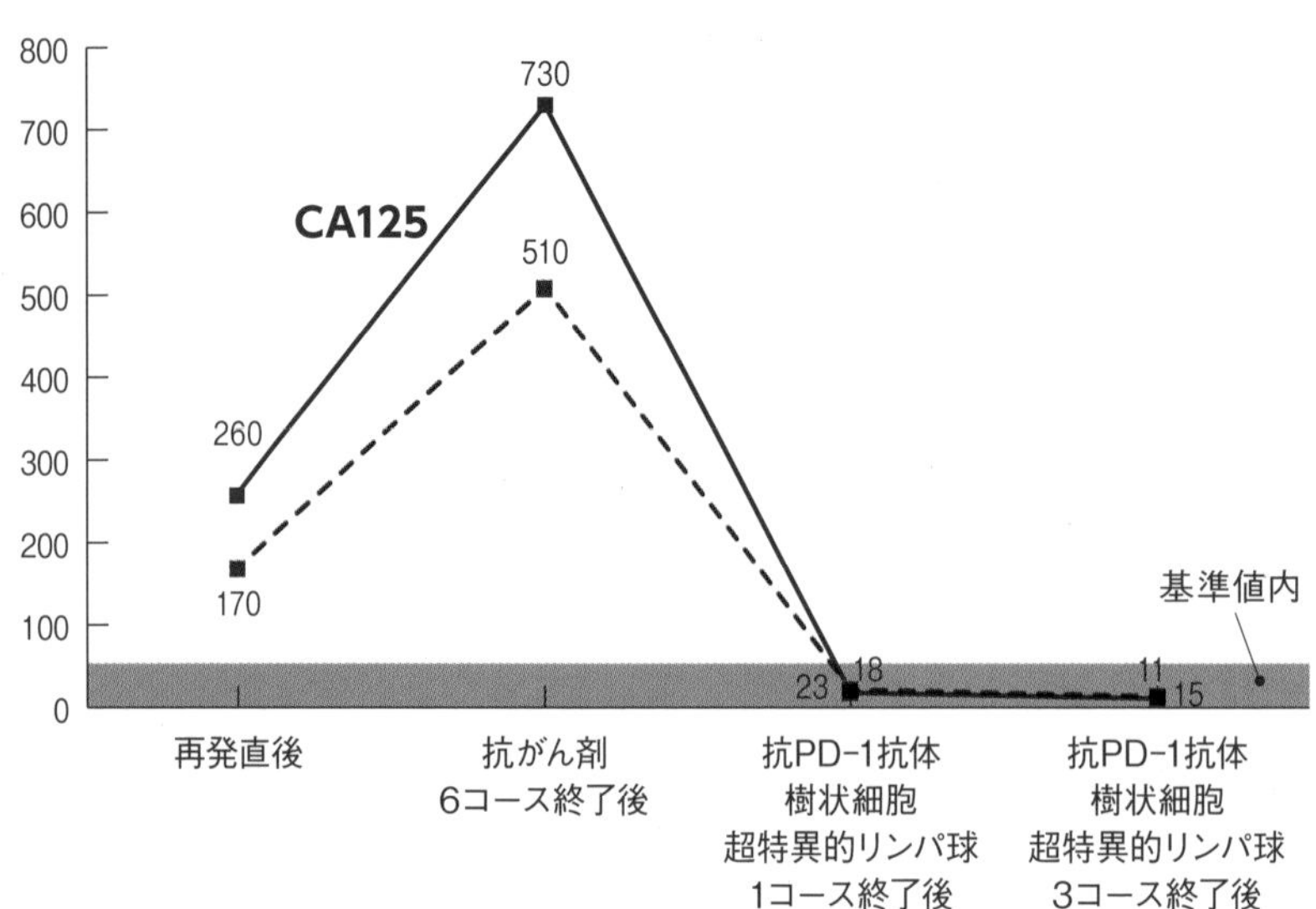

けてみたいと思い、主治医に相談しました。

ところが、主治医の口から出た言葉は、「免疫の治療をするなら、この病院から出て行きなさい」というものでした。それでもAさんは免疫治療を試したいと考え、主治医と決別しました。

バックアップ病院

Aさんが、当院に初めて来院したのは、２０１６年１月のことです。お話を伺うと、抗ＰＤ－１抗体を使った治療を受けたいということでした。しかし、ここで問題が１つありました。それは前述のように、Aさんが主治医と決別してしまったことです。

厚生労働省は、「免疫チェックポイント阻害剤の治療をするときは、バックアップ病院をもつこと。さらにそのバックアップ病院を届け出ること」を義務付けています。そこで、当院の治療を理解してくれる病院をまずAさんに紹介し、治療をスタートさせました。

▼▲▼▲▼ 腫瘍マーカーが陰性に

卵巣がんは3つに分類されると前述しましたが、抗PD－1抗体が非常によく効くのは、(3)の透明細胞がんです。それに対して、(1)漿液性、(2)粘液性は、あまり効きがよくないといわれています。すなわち(3)は抗PD－1抗体単独で30％の人が効きますが、(1)(2)は10％未満です。しかし、新生ペプチドワクチンを搭載した樹状細胞や特異的リンパ球の治療を併せると、(3)は50～70％に、(1)(2)は30～50％にアップします。Aさんには、このことを理解していただきました。

この「特異的リンパ球（あるいは樹状細胞）＋抗PD－1抗体治療」の回数は、6～9回が1つの目安ですが、当院では最近、2～3回のミニマムプランを行って、効果がある場合のみ、残りの治療を行っています。患者さんには、自分がこの治療にあっているかどうかが確認できることから、好評価をいただいています。

Aさんにも、このミニマムプランをお勧めしました。

1回目「樹状細胞＋抗PD－1抗体」→2回目「特異的リンパ球＋抗PD－1抗体」→3回目「特異的リンパ球＋抗PD－1抗体」――と行ったところ効果が認められたため、治療を継続。すると3月には腫瘍マーカーが陰性になったのです。

治療は9回までで終了。現在は再発予防のため、リンパ球治療と樹状細胞治療を交互に行っています。

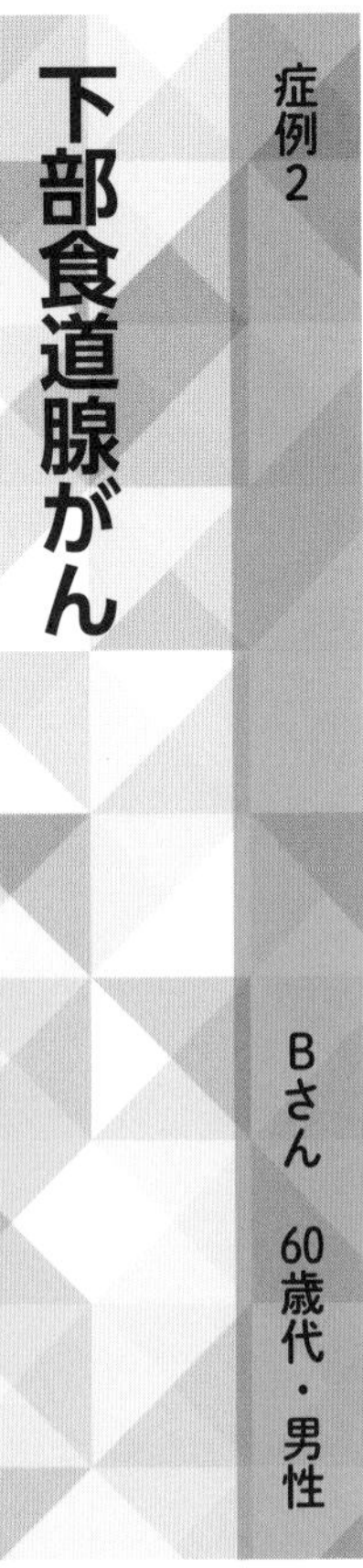

抗がん剤＋手術

抗ＰＤ－１抗体薬と新生ペプチドワクチンを搭載した樹状細胞や特異的リンパ球を用いた治療を行うと、「ある朝、スッキリとがんが消えていた」というケースがよくあります。ここで紹介するＢさんも、そんな患者さんの１人です。

Ｂさんは２０１５年11月、下部食道がんと診断されました。日本人の食道がんの90％以上は扁平上皮がん（食道の一番内側の粘膜に発生するがん）ですが、Ｂさんの場合は、食道壁にある粘液を分泌する食道腺を形成している腺細胞ががん化した腺がんと呼ばれる下部食道がん（食道の下部に発生するがん）でした。

食道がんに対する、現在もっとも標準的な治療は手術ですが、Ｂさんの場合は、まずはがんを縮小させるということで、抗がん剤の５ＦＵとシスプラチンの併用療法を約３ヵ月、３コース行い、２０１６年２月に手術を受けました。

さらに、手術後も、５ＦＵとシスプラチン併用療法を6コース行ったそうです。

あきらめられない

その後、9月に背中の左側に痛みを覚え、ＣＴ検査をしたところ、左の副腎に転移が見つかりました。

主たる抗がん剤治療は、これまで行ってきた５ＦＵとシスプラチンしかないということで、主治医からは「耐性がんで、余命6ヵ月以内」と、宣告されました。

そして、「今は背中だけですが、この6ヵ月の間に、肝臓、肺、腹膜……と、だんだんあちこちの痛みが強くなり、モルヒネが必要になりますよ。だから、早く緩和ケア対策をとったほうがいい」といわれたそうです。

しかし、Bさんは当然、あきらめることができませんでした。

ちょうどそんな折、免疫チェックポイント阻害剤がマスコミなどでも話題になり、開発に携わった京都大学医学部の本庶佑教授が、ノーベル賞候補の筆頭に挙げられていたのです。

それを知ったBさんは、「自分にもその免疫チェックポイント阻害剤が使えないものか」と思い、お住いのある東北から、はるばる当院にいらっしゃったのです。

50％に賭ける

Bさんが、痛い背中を湿布でおさえて、当院に来院したのは2016年11月のことでした。

症例1でもお話ししましたように、免疫チェックポイント阻害剤での治療を行う場合は、バックアップ病院を用意しなければなりません。

Bさんは、東京にいる親戚の家に滞在するということでしたので、当院が東京の病院を手配し、バックアップ体制をとってもらうことにしました。

治療前にCTを撮ったところ、4×2㎝の腫瘍が左の副腎に認められました。左の背中の痛みは、やはりそれが原因でした。また、さらに、リンパ節転移なども疑われました。下部食道がんは、上部食道がんと比べて、免疫療法が効きにくい、ということがあります。ですから、私はカウンセリングで、Bさんにこう申し上げました。

「上部食道がんに対しては、個人的には70％治癒させる自信があります。しかし、下部食道がんはおよそ50％です。でも、逆にいえば、50％は治るということです」

Bさんは、その50％に希望を託したのだと思います。

▼▲▼▲▼ 3回の治療で完全消失

治療は、前出のAさん同様、ミニマムプランを採用しました。

すなわち、1回目「樹状細胞＋抗PD－1抗体」↓2回目「特異的リンパ球＋抗PD－1抗体」↓3回目「特異的リンパ球＋抗PD－1抗体」――と行いました。

すると、この3回の治療で、がんは完全消失に至ったのです。2017年1月のことです。

通常は、地固めのために、あと3回の治療を行うのですが、Bさんの場合、費用的なことと、それ以上に東北の自宅にもどりたいということがあったので、ひとまずここで治療を終了しました。

それからすでに3ヵ月以上が経過していますが、まったく再発の兆候は見られません。

▼▲▼▲▼ 突然の回復が特徴

Bさんは、「痛みは、最初の治療後1週間目の朝に、突然スーッととれた」とおっしゃっています。

同様の例で、こんな患者さんもいらっしゃいます。

それは中部地方にお住いの方で、膀胱がんで骨転移があり、モルヒネを常用して、痛みをおさえていた患者さんです。この方もミニマムプランで、治療は地元の病院と提携しながら行っていましたが、やはり、当院の1回目の治療から約1週間後の朝に、スーッと痛みが引いたといいます。

それで、モルヒネを止めたいといわれたのですが、「モルヒネは急に止めると離脱症状が現れることから、主治医の先生と相談しながら減量してください」と申し上げました。

合計3回の治療が終わるころには、モルヒネをすっかり止めてい

治療前

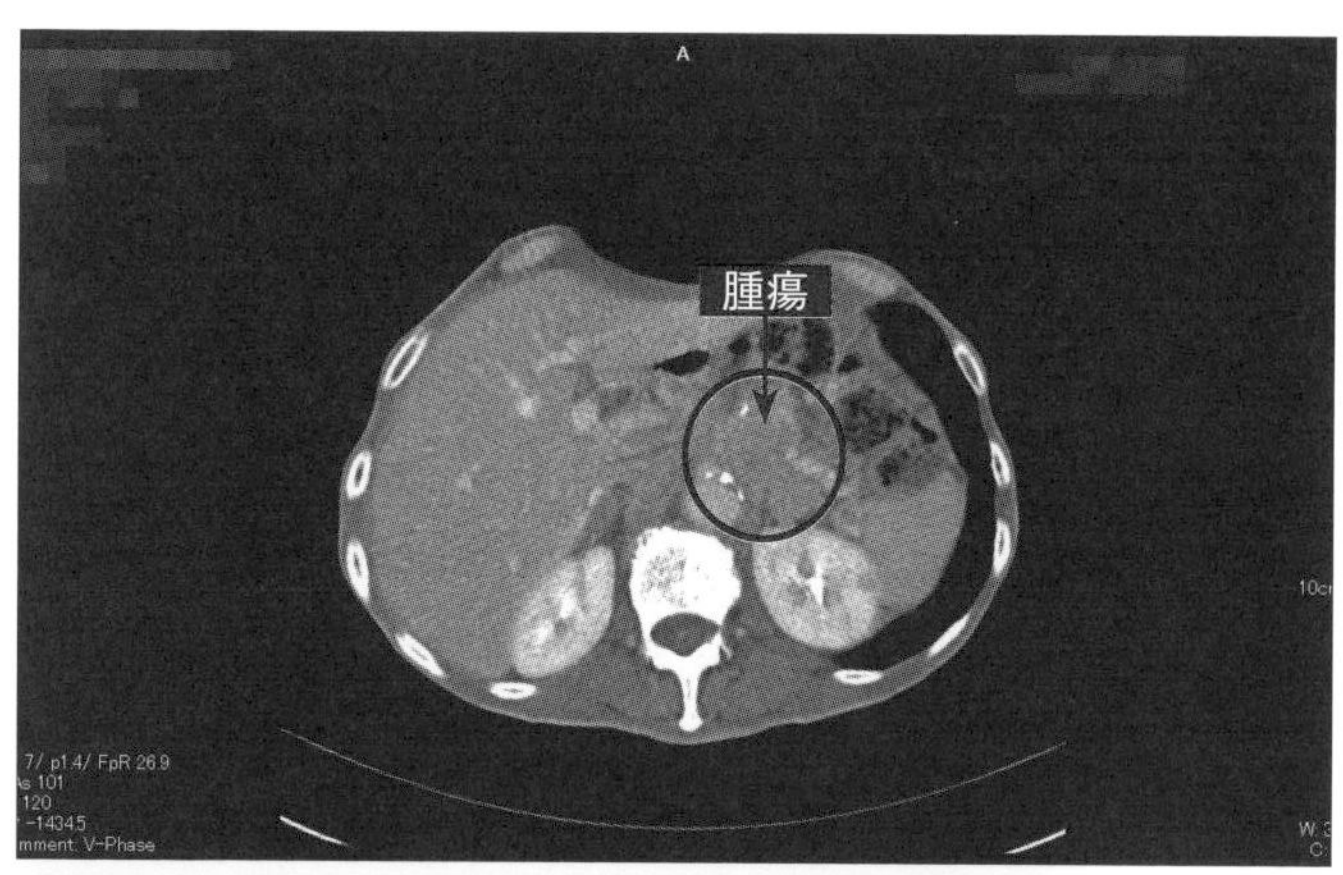

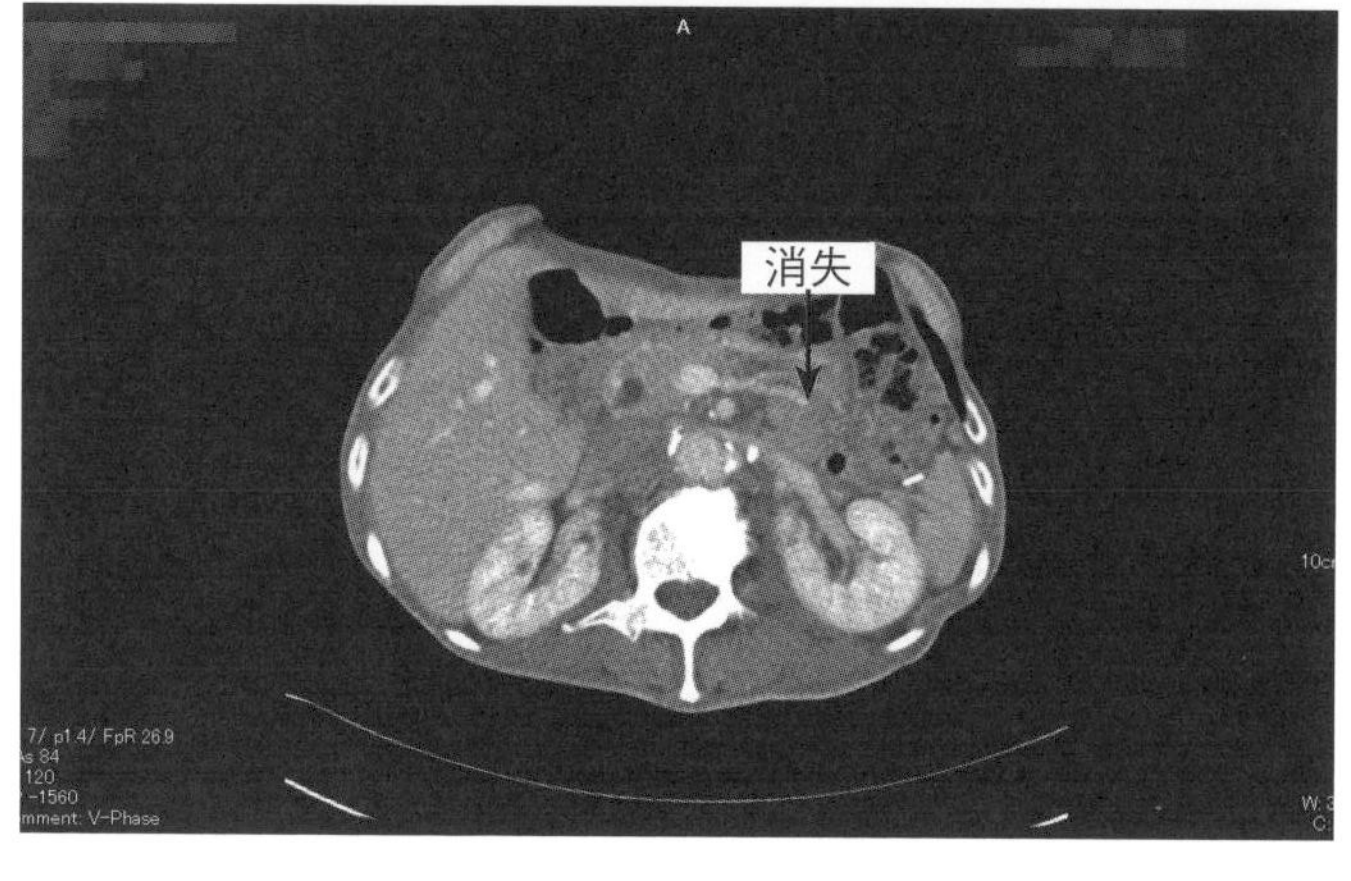

治療後

ましたが、痛みはまったくなく、骨シンチ検査を行ったところ、骨の転移も消えていました。

Ｂさんも、この患者さんもそうですが、このように、治るときは、だいたい治療して１週間目に、朝起きると、がんがスーッと消えている、あるいは小さくなっていることが多いようです。しかしながら、なかには症例４のＤさんのように、２回目の治療で同様の効果が現れる方もいます。

いずれにしても、免疫チェックポイント阻害剤は、合う人、合わない人がいますから、効果をはかるには、ミニマムプランが有効かと思います。

症例3

右鼻腔がん（扁平上皮がん）・多発性肺転移

Cさん　50歳代・女性

トモセラピー

Cさんは、２０１５年8月、中部地方のがんセンターで、右の鼻腔がんと診断され、10月～12月にかけて化学放射線治療を受けました。

化学放射線治療は、副作用など相当きつい治療ですが、鼻腔がんに対しては、成功率が手術よりも上回るというエビデンスが出ています。

ちなみに、Cさんが受けた放射線治療はトモセラピーという新しいタイプの治療なので、がんの部分にだけピンポイントで放射線を当てることができるため、従来の放射線治療よりは、副作用が少なかったと推測できます。

余命宣告されたが……

がんセンターでの化学放射線治療を終了してから、しばらくは落ち着いていましたが、２０１６年8月にCT検査をしたところ、多発性の肺転移が見つかりました。

しかし、すでに抗がん剤と放射線治療をやり尽くしたCさんのがんは、耐性ができてしまっていましたから、もう有効な治療法はありません。

主治医からは、「根治治療は困難——もう治りません。余命3～6ヵ月です。今後は化学療法を用いて延命、あるいは症状を和らげるだけの治療になりますよ」と宣告されたそうです。

つまり、「いつから化学療法を開始するかは、いろいろな考え方があるが、無症状のうちは、そのままにしておいたほうが無難である」というのが、主治医の見解でした。

肺がんは脳に転移しやすいがんの1つです。ですから、肺転移があるということは、脳転移のリスクが高いということです。

それを回避するために、普通は抗がん剤を投与するわけですが、先述のように、Cさんは抗がん剤が効きませんから、標準治療では、もう延命しかないというわけなのです。

でも、Cさんは納得できませんでした。まして50代という若さです。これから、まだまだやりたいことが、たくさんあったはずです。

そして、行き着いたのが、当時話題になっていた、免疫チェックポイント阻害剤でした。

3回のカウンセリング

Cさんが当院を最初に訪れたのは、2016年9月。「免疫チェックポイント阻害剤を試してみたい」というご相談でした。

初診のカウンセリングで、私は「当院としては70％以上の自信がありますが、免疫チェックポイント阻害剤が効かない方も30％はいます。もしかしたらCさんが、その30％に入るかもしれません。ですから、まずはそれを確認するために、ミニマムプランを行いましょう」と提案いたしました。

しかし、治療をスタートさせるまでには、もう少し時間がかかりました。

というのも、その後再カウンセリングを10月に2回、11月に1回行ったからです。これはCさんが、治療を受けることを慎重に考えていたからにほかなりません。

多くの患者さんにとって、免疫治療のハードルは決して低いものではありません。まして、免疫チェックポイント阻害剤を用いた新しい治療は、期待と同じくらい不安も大きいものだと思います。

また、ご家族の中にも懐疑的な

方はいらっしゃるものです。患者さんご自身は治療に積極的だとしても、それに賛成していないご家族が1人でもいらっしゃると、患者さんは躊躇してしまいます。患者さんは、家族に後押しされながら、自分が選択した治療に専念したいと思っているはずです。

ですから、まずは患者さんとご家族の皆さんの気持ちが一致していることが、大事です。

Cさんも、そういうことを考えて、慎重に、慎重になっていたのだと思います。

鼻腔がんも転移腫瘍も消失

とにもかくにも、合計4回のカウンセリングの後、11月末からミニマムプランの治療をスタートしました。Cさんの場合も、前出のAさんやBさんと同様に、

1回目「樹状細胞＋抗ＰＤ－1抗体」→2回目「特異的リンパ球＋抗ＰＤ－1抗体」→3回目「特異的リンパ球＋抗ＰＤ－1抗体」――と、2017年1月までに3回の治療を行いました。

結果は完治。鼻腔がんも肺転移の腫瘍も、すべて消失しました。

進歩的医師の選択

Cさんの治療の成功は、1つには「家族の後押し」、そしてもう1つには「がん拠点病院の後押し」があったことが、大きいと思います。

余命3～6ヵ月といわれていたCさんのがんが完全に消えた。

それは、先述のように、Cさんのためにご家族が一致団結したことと無関係ではありません。

かつては免疫療法というと、それだけで疑心暗鬼になる方も少なくはありませんでしたが、これからはもっと信頼を得られる時代に変わっていくと、私は思っています。

それを裏付けるように、Cさんを当院に紹介してくれたのは、中部地方最大のがん拠点病院の主治

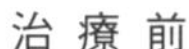

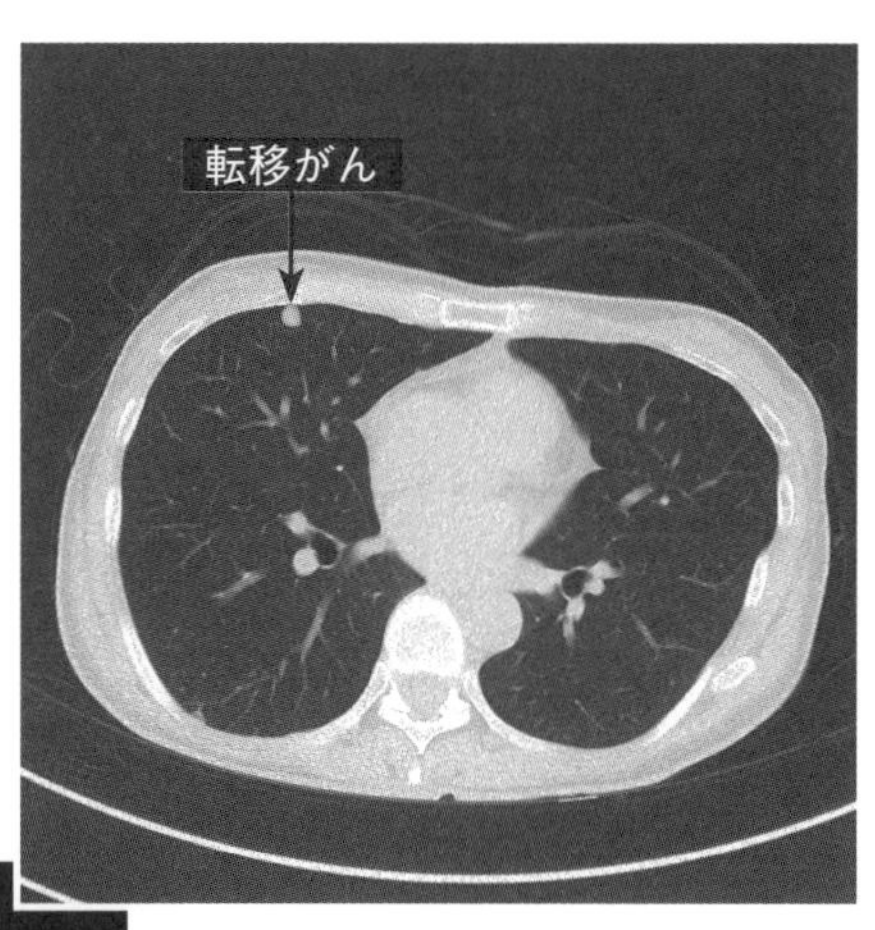

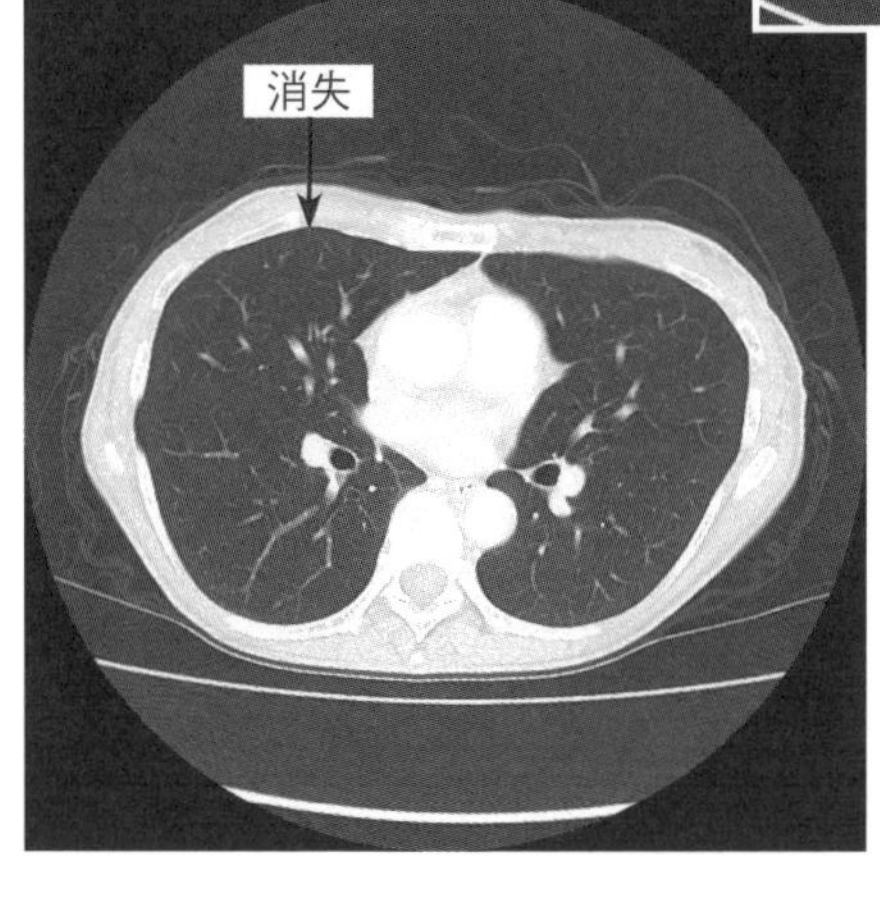

治療後

医です。彼は、最新医療を理解している、極めて進歩的な医師です。主治医が保守的で「後ろ向き」な場合は、このような紹介はあり得ません。つまり、拠点病院の進歩的な医師たちは、標準治療だけががん治療ではないことを重々承知しているのです。

Cさんのことでいうなら、今まで抗がん剤治療をあれだけ苦しんでやったのに、終わったとたんに再発しているのです。しかし、抗PD－1抗体を用いた免疫細胞治療は、ミニマムプランで3回しか行っていないにもかかわらず、数ヵ月たっても、がんは消えたまま。これは画期的なことです。

症例4

腎臓がん・肺転移・体表部転移

Dさん　30歳代・男性

「手だてなし」

2014年12月、Dさんは大量の血尿で、近隣の大学病院に救急搬送され、CT検査および生検の結果、右の腎臓がんと診断されました。腎臓がんの基本の治療は手術ですが、Dさんもその例にもれず、検査から1週間後、右腎臓の摘出手術を受けました。

ところが、翌2015年の1月にCT検査を行ったところ、肺に3か所の転移が見つかったため、即座に分子標的薬のスーテントでの治療を開始しました。しかし、4月にCT検査をしてみると、肺転移が左右合わせて5個に増えていました。

この時点で、スーテントの効果がないことがわかったため、分子標的薬をトーリセルに変更したのですが、使用開始から2週間ほどたった頃に、今度は口内炎や頭に吹き出物が出現したので、トーリセルをいったん中止しました。

そして、4月末からトーリセルを再開したところ、5月中旬に、頭に多くのできものが出現。すなわち、皮膚転移が出現しました。

このため、7月からはヴォトリエントという分子標的薬を使用しましたが、5ヵ月たってもヴォトリエントの効果がなく、さらに皮膚転移が悪化したため、これも中止となりました。

そして、同年12月から、インターフェロン製剤であるスミフェロンの注射に変更。

この当時の最新治療は分子標的薬で、インターフェロンはそれより一世代前の薬なのですが、主治医は、もう最新治療では「手がない」ということで、逆にインターフェロンに変更したということです。ところが、インターフェロンも効果がなく、開始から約1ヵ月後に、足と胸に痛みが出てきたため、これも中止。当院に来院されたのは、その後の2016年2月のことです。

大学病院の医師の紹介

実は、Dさんに当院を紹介したのは、大学病院の主治医です。彼は、「腎臓がんには抗PD－1抗体薬が効く」ということを承知していました。しかし、この時点で抗PD－1抗体薬は、腎臓がんの保険適用にはなっていませんでしたから、大学病院では使えません。そこで、抗PD－1抗体薬を用いて治療を行っている医院をいろいろ調べて、安全管理がしっかりしているなどの理由から、当院を紹介してくれたそうです。

Dさんや、Dさんの親御さんは、まったく当院のことは知らず、完全に大学病院の医師主導で、来院されたのです。

抗PD－1抗体と新生ペプチドワクチンの組み合わせ

「大学病院の先生が紹介してくれたのだから」と来院したDさんは、やはり1回のカウンセリングでは、当院の治療を理解、納得することができませんでした。そのため再カウンセリングを行い、治療をスタートすることになりました。

抗PD－1抗体薬は、基本的にkg当たり2～3mgというのが、臨床試験を通過した投与量です。Dさんの治療もこの投与量で行うことが、大学病院側の希望でした。

しかし、抗PD－1抗体は副作用が強くでることもあるので、私はDさんに新生ペプチドワクチンとの組み合わせを提案しました。すなわち、抗PD－1抗体薬の量を1㎎／㎏に減らして、新生ペプチドワクチンを併用するという方法です。そして、Dさんに、「当院ではこの治療法で評価できますから、まず安全を考えて、これで3回させてくださいませんか」と申し上げました。Dさんの場合、費用的な問題がありましたので、先に紹介したミニマムプランではなく、以下のように少し変則的なプランで治療。

・1回目　新生ペプチドワクチンを組み合わせた樹状細胞＋1㎎／㎏の抗ＰＤ－1抗体

・2回目　1㎎／㎏の抗ＰＤ－1抗体のみ

・3回目　1㎎／㎏の抗ＰＤ－1抗体のみ

1回目の治療で、Dさんのがんは増悪しました。しかし、それはよく確認したところ、水腫変性（水ぶくれ）でした。本人も固かった体表部のがんが「プニャプニャになりました」と、おっしゃっていました。

こういう状態でしたから、これはもう少し待つと「効く可能性がある」と考えられました。そして、2回目の治療の後、予想通り、がんはほとんど消えていました。

3回目の治療も終わり、効果が認められたので、もう少し治療を続けることになりました。

4回目は、新生ペプチドワクチンを組み合わせた特異的リンパ球のみの治療。5回目はまた1㎎／㎏の抗ＰＤ－1抗体のみ……というように、結局10月まで合計9回の治療を行いました。

治療終了時点で、Dさんの体表部のがんはすっかり消え、肺に少し残存病変があるという状態になっていました。抗ＰＤ－1抗体薬が保険適用になったことから、10月以降は大学病院で同薬の治療を受けているという状況で、治療しながら元気に会社員として働いています。

▼▲▼▲▼ 新生ペプチドワクチンの威力

治療前

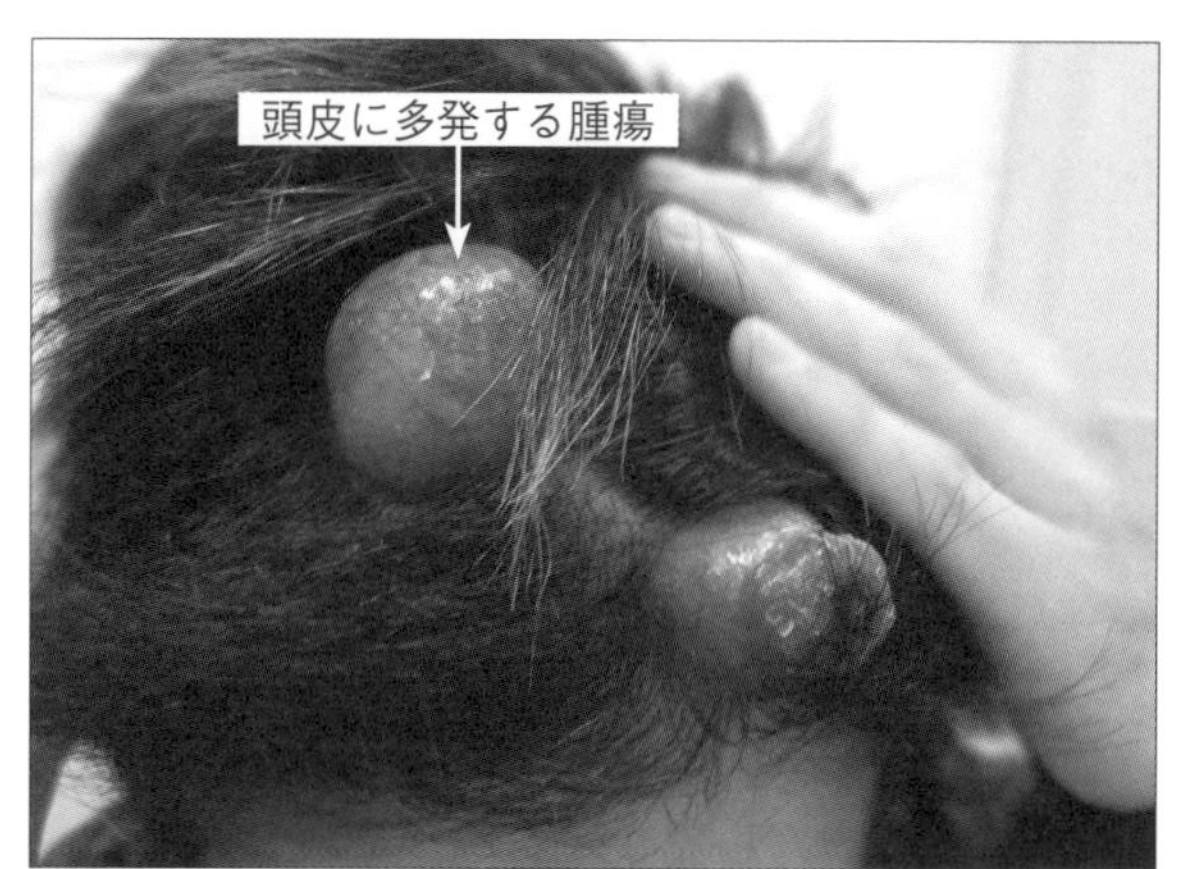

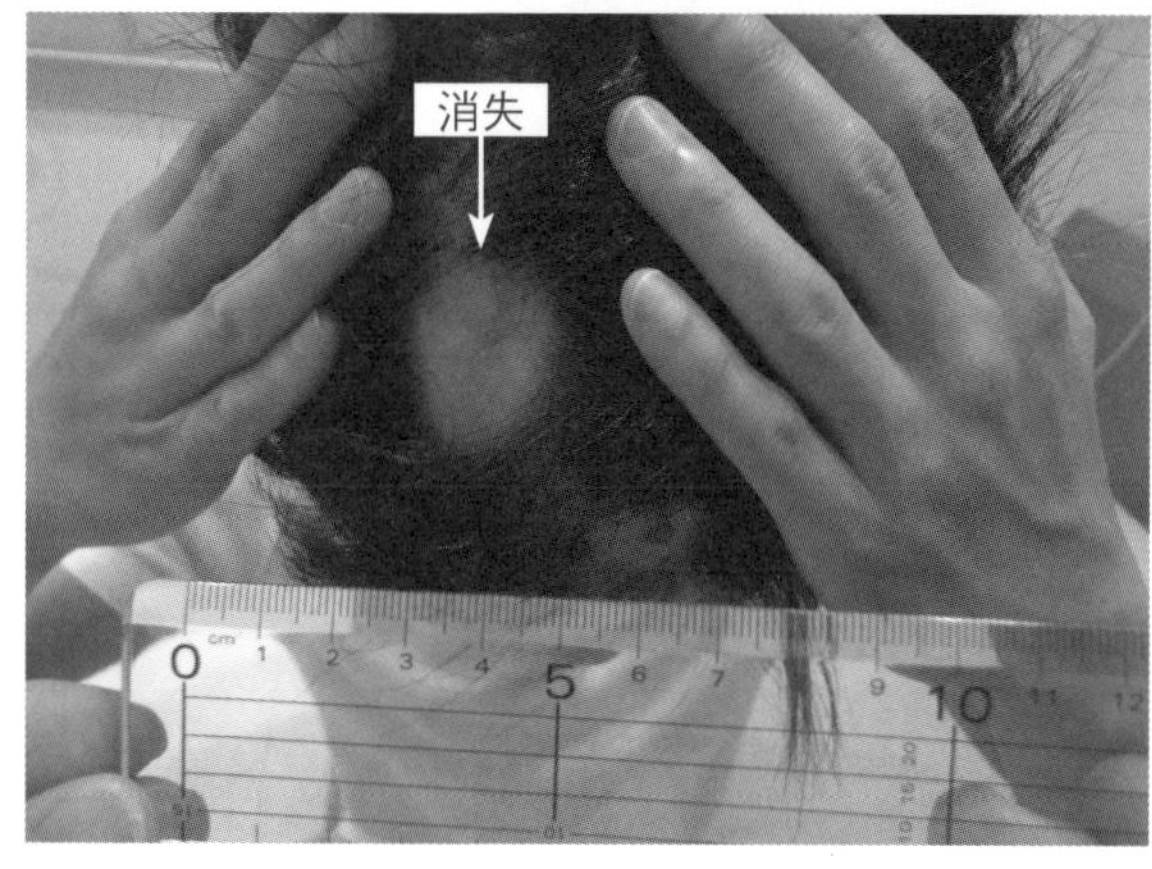

治療後

Ｄさんがここまで回復したのは、１つには大学病院主導の計画に負うところが大きいといえます。

しかし、一方で、どんなに抗ＰＤ－１抗体が効くといっても、その効果は30％以下です。つまり、１００人中70人には効かないのです。翻って、当院での成功例が多いのは、それはひとえに新生ペプチドワクチンの威力だと考えます。

さらに、注目すべき点は、抗ＰＤ－１抗体と新生ペプチドワクチンの組み合わせです。抗ＰＤ－１抗体などの免疫チェックポイント阻害剤を使うと、ワクチンの効果が大幅に上がり、効率のよい治療ができるのです。

放射線と抗がん剤を拒否

北関東にお住いのEさんは、２０１４年6月に、歯肉の痛みを覚え、地元の病院を受診したところ、右側の上顎の歯肉がんと診断され、さらに右頸部のリンパ節に転移が認められました。

そのため、7月に根治手術（完全に治すことを期待して行う手術）を行いましたが、9月に右頸部にかけて局所再発が見られたので、放射線治療や抗がん剤治療を勧められました。しかし、Eさんはその治療をせずに、栄養療法のみで過ごされ、10月には口腔内全体に腫瘍が広がって、徐々にものが食べられなくなってきました。そして、翌２０１５年の1月、右頬に腫瘍が露出して、それが少しずつ大きくなって、３ヵ月くらいのうちには、右頬のほとんどが削げてしまい、外から口の中が見える状態になってしまいました。口もほとんど開けられない状態なので、食事は、ご家族の介助で、スポイドを使って流動食を摂っていたそうです。

病院選択の重要性

歯肉がんの一般的な特徴は、ほとんどの場合、初期には痛みを感じることが少なく、また無痛性の腫瘍がみられます。そのため、本人も気づかないまま、進行しているというケースが少なくありません。

また、口腔粘膜には「前がん病変」（放っておけばがんに移行する率が高い病変）がしばしば見られますが、実は、Eさんの場合も、白板症という前がん病変があったと推測されます。

あとで伺ったところ、白板症の症状である、歯肉のザラザラ感を覚えたということで、そのとき歯科を受診したのですが、異常は指摘されなかったそうなのです。

前がん病変の時点で発見されれば、部分的切除やレーザー治療で治せる可能性もあります。Eさんは、「あのとき、最初から口腔外科へ行っておけばよかった」と悔やんでいらっしゃいます。

抗PD－1抗体＋樹状細胞＋ペプチドワクチン

当院を受診したのは、その年の7月です。このときは、すでに余命3ヵ月以内と宣告されていて、移動も難しい状態でしたから、私が往診に伺い、すぐに治療が始められるように、その場で採血を行いました。

私は、「頭頸部がんは、抗PD－1抗体、樹状細胞、ペプチドワクチンが効く」と判断し、まずは2～3回同治療を行って、ようすを見ることにしました。

そこで、7月の第1週に、体全体の免疫システムを整える目的で、まず樹状細胞治療を行いました。そして、7月の第3週には、第1回目の特異的リンパ球＋抗PD－1抗体治療（点滴）を行いました。

リンパ球治療は、ペプチドワクチンを搭載した超特異的リンパ球群連射治療です。そのときのがんの変異に対応できるように、ペプチドワクチンの種類も毎回変えていきました。

8月の第2週、2回目の特異的リンパ球＋抗PD－1抗体治療を行ったところで、内視鏡検査わしてみると、口の中のがんは縮小してきて、外から見ても、頬が少し修復してきたのがわかる状態でした。まだ2回目にもかかわらず、効果が現れたことから、しばらく同治療を続けることにしました。

しかし、「食べられない」という問題がありました。免疫治療は、患者さんの栄養状態が悪いと、効果が上がらないのです。そこで、8月中旬から末にかけて、胃瘻の造設と、少し脱水もみられたのでＩＶＨ（中心静脈高カロリー輸液）ポートの造設を行いました。

3回目の治療は、9月の第2週に行いました。すると、9月末になって、自力でものが食べられるようになってきました。そして、10月第1週・4回目の治療後の10月3週目には、頬の穴が大幅に塞がってきたのです。

治療を7回目まで続けることになり、10月第4週・5回目、11月第3週・6回目、12月第2週・7回目と行いました。

抗ＰＤ－1抗体薬には、アレルギーなどの副作用が認められていますが、Ｅさんの場合は、上・下肢に痒みを伴う湿疹と、一時的に軽度の甲状腺ホルモン低下がみられましたが、湿疹は抗アレルギー剤クリームで抑えられましたし、甲状腺ホルモン低下はホルモン補充でコントロールできました。

劇的な結末

12月、7回目の治療終了後、頬と口腔内の生検を行ったところ、がん細胞はまったく検出されませんでした。

そして、最終治療から3ヵ月目の2016年3月に再検査を行い、CTで調べたところ、口腔内には、がん細胞は一切、認められませんでした。しかし、左頚部のリンパ腺に、再発像がみられました。これは、おそらくは12月の第1週の段階で、がんの芽生えがあったのではないかと考えられ、3ヵ月無治療だったため、その再発部分が大きくなったと考えています。

再発像確認後、追加治療として3月第4週よりリンパ球＋抗ＰＤ－1抗体治療を合計6回、8月ま

治療前

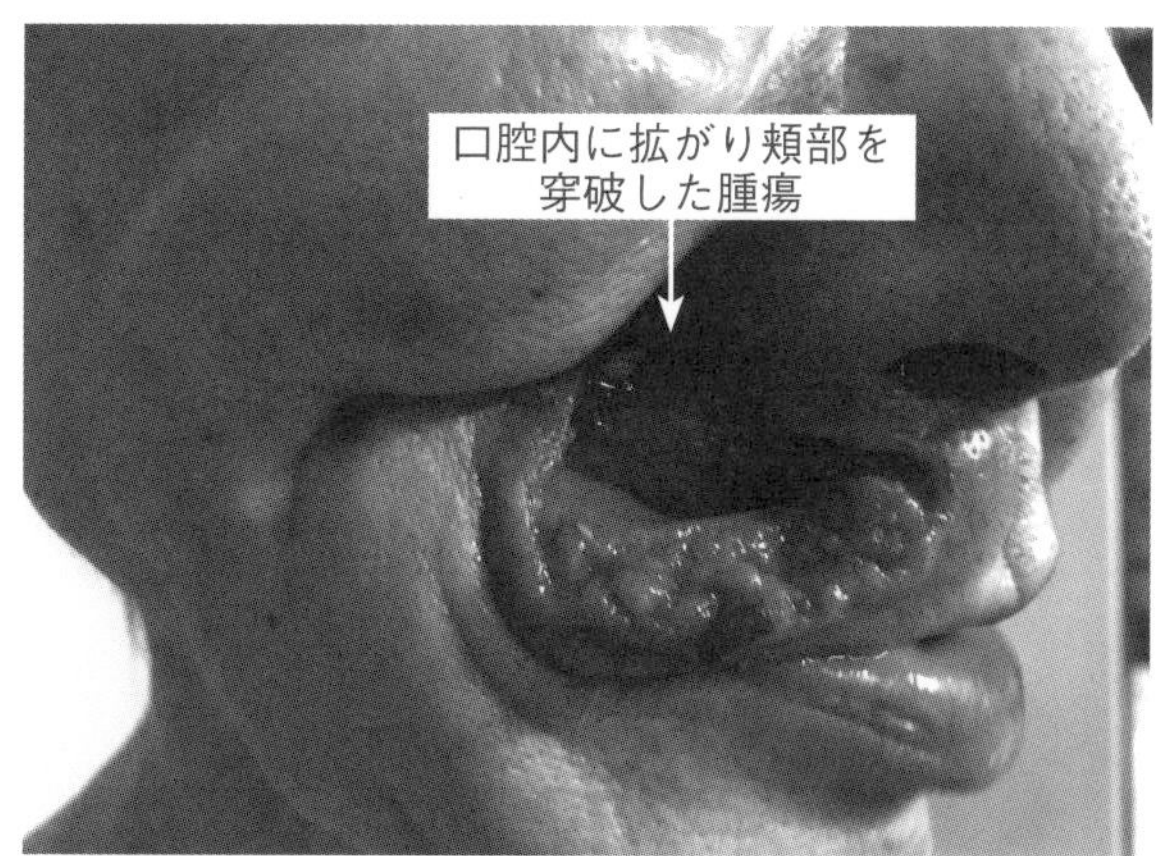

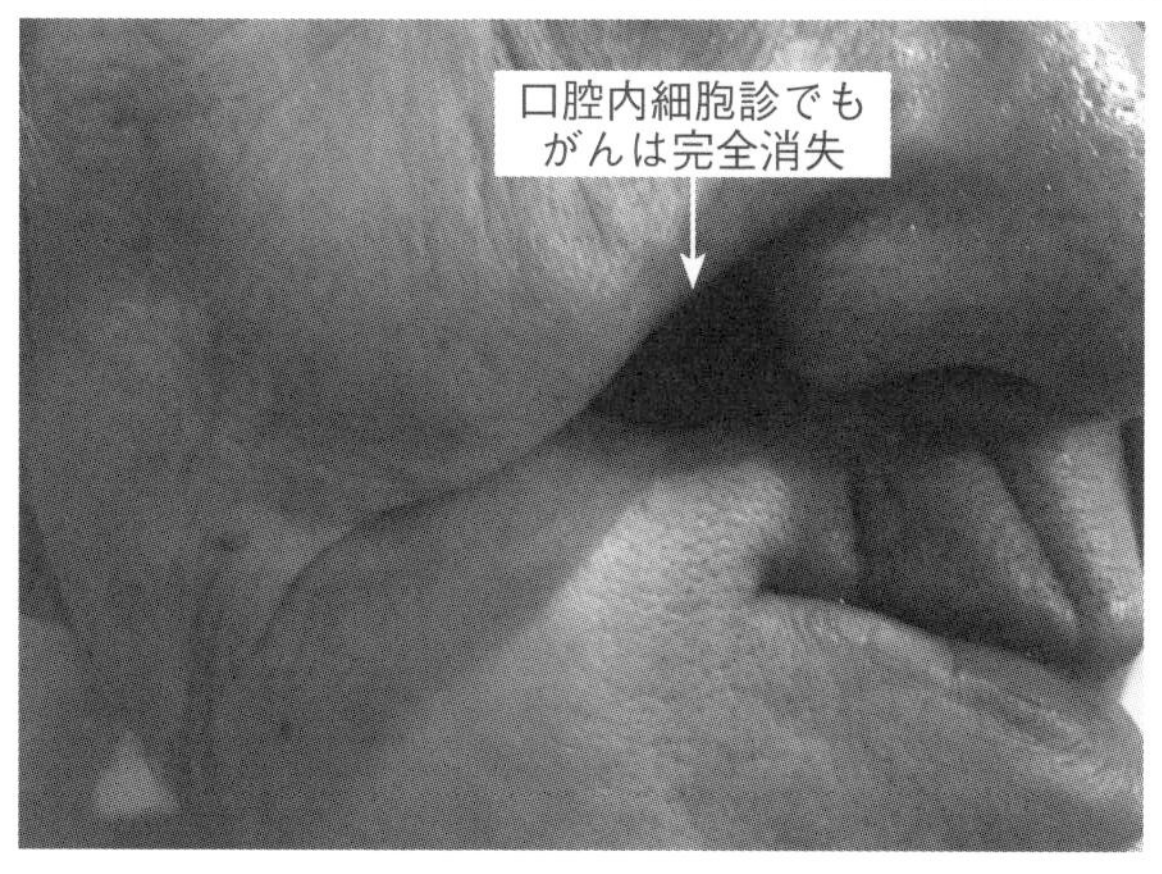

治療後

で行いました。今は、まったく再発の兆候もなく、治療終了後14ヵ月以上も効果が続いている状態です。Ｅさんは顔の色つやもよく、目下、美容形成をいつやろうかと考えているそうです。

当院を訪れる患者さんは、先に当院で治療をして、効果があった患者さんからの紹介が少なくありません。余命３ヵ月以内といわれてから、ここまでになったＤさんも、ご自身の体験から、何人もの患者さんを紹介してくださっています。どんな宣伝、広報活動よりも、実際に効いた方１人の生きた証いのほうが強い。私はそれを肌で感じています。

あとがき

そもそも、がんもウイルスも自分自身の免疫力で封じることができます。過度のアルコールや疲労などで免疫力が低下するとウイルスは体の中で増えてどんどん広がります。がんも同様です。がんに元気いっぱいな免疫が近づけばスーッと退治してくれますが、がんと免疫の関係で重要な問題点が二つあります。

第一の問題点は、がんの周りの固い壁に免疫が跳ね返されてしまうことです。特に進行がんではこの壁は大きくて堅固です。免疫は初期のがんには効くが、進行がんでは効きづらいといわれる理由です。この壁を「腫瘍間質」といいます。これを破壊すれば、進行したがんでも一騎に攻め込むことができるのです。それには腫瘍間質を破壊する薬を使えば良いわけで、世界中の製薬メーカーが開発に凌ぎを削っています。あるいは、現在すでにある抗がん剤を温熱療法などと組み合わせて腫瘍間質を壊す工夫もされています。

第二の問題点は、腫瘍間質を突破しても免疫が眠ってしまうことです。これは「免疫チェックポイント」という免疫のブレーキです。このブレーキを解除する薬が「免疫チェックポイント阻害剤」です。この薬を使うことにより、免疫は活動しはじめます。しかし、時に過剰な免疫となり自分自身を攻撃することもありますので、しっかりした管理体制が必要です。

がんと免疫の関係は半世紀の間、研究されてきました。今や「腫瘍間質」と「免疫チェックポイント」の二つの問題点と解決法が明示されています。

がんに対する免疫治療の最大限の効果と最小限の副作用を考える上では、免疫解析（分子・遺伝子解析を含む）が最初に行うべき重要な位置づけとなります。その結果をふまえてプレシジョン（最適化のための事前の個別化）した治療計画をたてることが大切です。ターゲットを明確にした免疫治療は従来の治療にはない「long Tail」と言われる長期にわたる持続性があります。つまり、一度効果が出るとがんの抑制と健康な心身の持続性が発揮されます。清々しい社会生活に復帰することが可能な素晴らしい時代となりました。

体力の低下・倦怠感・持続する発熱など病状悪化は日常生活を障壁するばかりでなく、がん治療そのものの継続にも支障をきたします。そこで、論理的に改善する方法を熟考します。

① 膵臓がんにせよ大腸がんにせよ、肝臓転移をはじめ転移が拡大すると様々な臓器の正常機能が損なわれ全身状態が悪化します。このような状況は代謝異常である悪液質によってさらに悪化します。蛋白質・脂質・糖質など生きて行く上で必要な栄養素ががん細胞に優先的に使われてしまい、さらにがん細胞から出る老廃物によって、顔色・筋力・食欲なども悪化してしまいます。この進行がん特有の悪液質は、血液解析をし、必要に応じた薬物の投与を行うことで改善する可能性があります。

② がん細胞にとって大敵なのは免疫細胞からの攻撃なのですが、がん細胞は進行するにつれ、この免疫細胞の攻撃力を削いでしまいます。これを免疫抑制といいます。この抑制を解除する薬が抗ＰＤ－１抗体薬や抗

ＣＴＬＡ－４抗体薬を主とする免疫チェックポイント阻害薬です。

③　悪液質物質の排除や免疫細胞の運搬は末梢血管やリンパ管によって行われています。もし、浮腫があったり全身の血液の流れが滞っていれば、重金属系毒素の蓄積が昂進してしまい、細胞内代謝にも異常をきたします。その結果、免疫や栄養代謝にとって重要なアミノ酸シグナルに不都合が起きるばかりでなく、悪液質の改善や免疫的抗がん作用に支障が生じてしまいます。必要に応じて浮腫や血液循環を改善する為の薬剤や超音波治療を併用することで状況好転の一助となると考えます。ここにあげた悪液質・免疫抑制・血液リンパ循環障害は相互に関連し病状の悪化を増幅しています。例えば、乳酸の蓄積やがん代謝制御因子ＭＹＣは免疫細胞の活性化を抑制して、がん細胞の活動を自由にしています。あるいは肺炎でもないのに不明な発熱があるなどの持続する炎症も悪液質や免疫抑制を助長してしまいます。患者さんの病状の悪化に何が関与しているかをしっかり精査して、改善に必要な戦略を論理的に立案することが第一歩です。時期を逸せず短期間にかつ確実に実行することができれば、状況好転のチャンスがあると考えます。

がん細胞はとても、ずる賢く、生存能力が高い性質を持っています。変貌自在に厳しい環境に適応し、攻撃されれば自分を守るためにあらゆる工夫をします。免疫治療でがん細胞に立ち向かう場合、まずキーポイントとなるのは、自身のがん細胞特有のがん抗原を樹状細胞が認識することです。このがん抗原も複数あり、隠れているものもあれば、少しだけ表面に出ているものもあります。

その中で認識しやすいがん抗原を樹状細胞が判断することが次なるステップです。その後、実際にがんを攻撃するキラーTリンパ球が生産されれば、いよいよ免疫的がん治療のはじまりです。このキラーTリンパ球による十分な免疫的攻撃が継続的に行われれば、がん細胞群は根こそぎ倒れます。しかし、もし、生き残ったがん細胞の「根」がまだあれば、免疫的治療に対する反撃力を養うことになります。具体的にはがん細胞は表面にPD－L1という分子を出し、キラーTリンパ球が持つPD－1という免疫のブレーキの役割をする分子を刺激します。つまり、がん細胞は自らを守るためにキラーTリンパ球のブレーキを踏んで免疫的攻撃を停止させようとするのです。このようながん細胞の反撃は初期のキラーTリンパ球によるがん細胞への攻撃が強いほど起こりやすい現象です。

最近、抗PD－L1抗体という抗体薬が新たな免疫薬として実用化されました。この免疫新薬の使用によりがん細胞の反撃を停止すれば、もともとキラーTリンパ球によるがん細胞認識が出来ているケースであれば、速やかな効果が期待されます。どのような時にその免疫新薬を使用するかは手術や生検による免疫組織検査や最近では血液検査でも予測することができます。

がんと正常組織はお互いに切磋琢磨して、ある時は共存、ある時はどちらかが優勢になりながら、流動的に力関係が変化しています。その中で、がんという病を自分の力で治すチャンス、正常組織が優勢になるチャンスは適正な免疫検査（プレシジョン解析）により解明する時代となりました。その結果、がん細胞の「根」を根絶する光明を見出すことと考えています。さらに、科学的にも進歩しているゲノム医療について臨床情報もまじえ、次書の執筆をスタートしております。是非、ご期待ください。

著者紹介

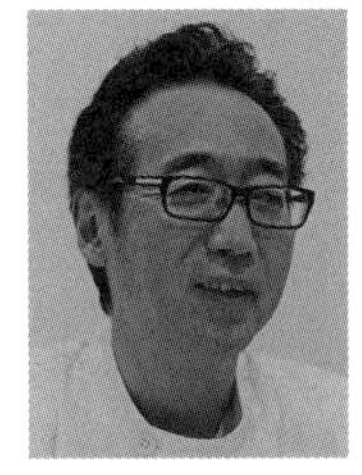

医学博士。1988年、東京医科大学卒業。東京医科大学大学院で腫瘍免疫を研究。
1994年、「がん化学療法による骨髄抑制の克服」で医学博士号を取得。その後、米国国立衛生研究所（NIH）血液内科でフェローシップを受け、がん遺伝子治療の研究、再生不良性貧血の原因解明に関する研究、さらに先天性再生不良性貧血の原因究明につき米国血液学会ワークショップに従事。1996年帰国後、QOL を重視した腫瘍免疫を臨床的に探求する。2002年、細胞治療を専門とするプルミエールクリニックならびに中央研究所を設立。同クリニック院長就任。
2010年、画期的な免疫療法の開発を目指した未来研究所を設立。2015年、２つの研究所を Astron Institute として統合し、特定細胞培養加工物製造事業者として厚生局より認定
を受ける。

【主な著書】
「統合医療でガンを防ぐ、ガンを治す」（角川書店）、「スーパー免疫人間に生まれ変わる法」（講談社）、「免疫力をしっかり高めるコツがわかる本」（学研）、「余命６ヵ月からスタートするがん治療」「がんのプレシジョン免疫学」（東邦出版）、「新生ペプチドとがん免疫新薬の力」「成功する脳のつくりかた」「ゲノム時代のがん治療」（青月社）など多数。

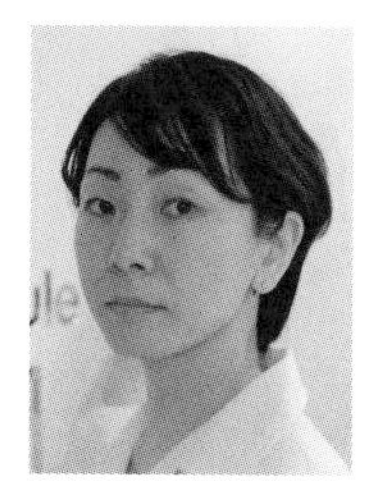

吉田　朋子（よしだ・ともこ）

■経歴

2001年東京医科歯科大学医学部保険衛生学科検査技術学専攻卒業。卒業後、東京医科歯科大学眼科学教室、東京医科歯科大学寄付講座ナノメディスン（DNP）において眼免疫､血管再生研究に従事。2008年に International Vascular Biology Meeting Travel Award を、2009年に World Congress on Inflammation, IAIS Poster Award を受賞。2010年、「ヒト大網由来最小血管内皮細胞を用いた血管構築」の研究で博士（学術）を取得。また、2010年よりプルミエールクリニック付属未来研究所部長に就任し、2015年プルミエールクリニック付属研究所 Astron Institute 所長に就任。同年10月にプルミエールクリニック付属研究所 Astron Institute が再生医療等の安全性の確保等に関する法律の規定により細胞培養加工施設として許可を受ける。

【学会発表】

(11th AACR-JCA Joint Conference on Breakthroughs in Cancer Research. Hawaii, USA, 2019 February) Tomoko Yoshida, Taizo Hoshino. Immunological analysis for personalized immunotherapy in cancer patients.

【論　　文】

"Therapeutic Angiogenesis by Implantation of a Capillary Structure Constituted of Human Adipose Tissue Microvascular Endothelial Cells." Arterioscler. Thromb. Vasc. Biol 30. 1300-1306 (2010)、"Pigpen a nuclear coiled body component protein is involved in angiogenesis." Cancer Science 101 (5). 1170-1176 (2010)

本書は『がんのプレシジョン免疫学～最適化治療への指針』（2017年東邦出版刊）を加筆、訂正したものです。

がん治療 新時代の指針
ネオアンチゲン、ゲノム解析、免疫チェックポイント

星野泰三・吉田朋子 共著

2020年3月16日　初版第1刷　発行
2022年4月12日　初版第3刷　発行
発　行　CVA出版企画
発　売　株式会社玄文社
〒162-0811　東京都新宿区水道町2-15
TEL 03-5206-4010
FAX 03-5206-4011
印刷・製本　新灯印刷